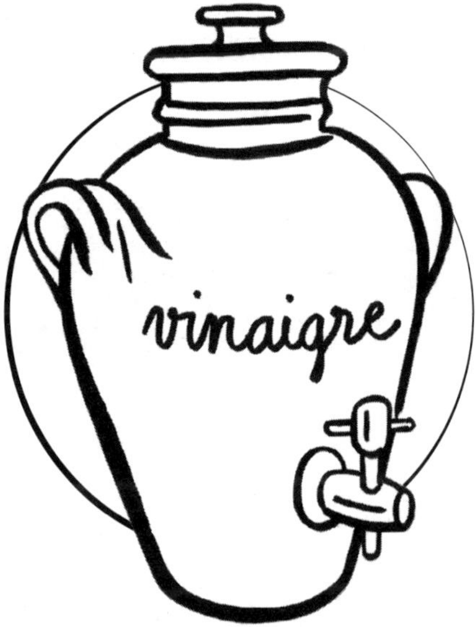
vinaigre

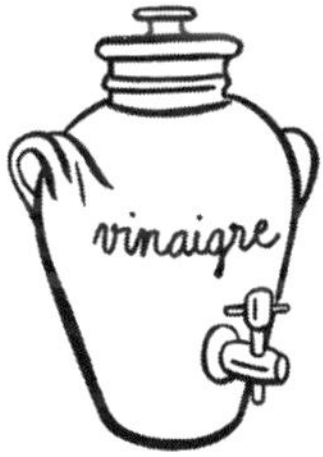

200 remèdes *au vinaigre*

Philippe Chavanne

FIRST Editions

Les informations fournies dans cet ouvrage ne remplacent en aucun cas les conseils ou le traitement d'un expert. Parce que chaque individu est unique, il appartient au médecin d'effectuer un diagnostic et de superviser les traitements pour chaque problème de santé. Si un individu suivi par un médecin reçoit des conseils contraires au informations fournies dans cet ouvrage, les conseils du médecin devront être respectés, car ils se basent sur les caractéristiques uniques de cet individu.

ISBN : 978-2-7540-2517-1
Dépôt légal : avril 2011

Couverture : Chrystel Proupuech
Conception graphique : Chrystel Proupuech
chrystel@pinkpurplepaper.com
Illustrations : Pascale Etchecopar
Maquette : Olivier Frenot

Éditions First
12, avenue d'Italie
75 013 Paris – France
Tél. : 01 44 16 09 00
Fax : 01 44 16 09 01
firstinfo@efirst.com
www.editionsfirst.fr

Table des matières

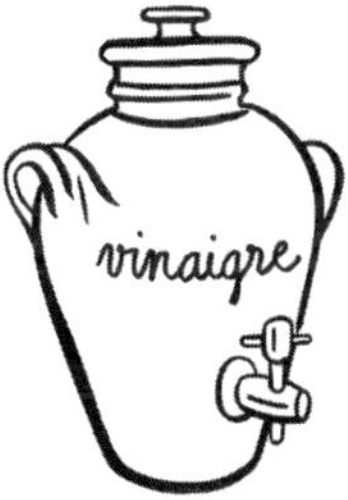

Le vinaigre :
du… « vin aigre »
bon à tout faire !

Si, jusqu'à présent, vous vous imaginiez que le vinaigre était tout juste bon à assaisonner certaines salades ou à conserver cornichons et petits oignons, ce qui suit va très certainement vous surprendre. Et, plus que probablement, vous interpeller. Et vous séduire...

Certes, le vinaigre est fort utile en cuisine. Mais ses usages, extraordinairement multiples et tout aussi intéressants, ne se limitent pas aux seuls fourneaux, loin de là ! Ce serait en effet oublier ou injustement passer sous silence le fait que le vinaigre est l'un des plus anciens remèdes thérapeutiques connus. Ou qu'il est depuis fort longtemps utilisé pour les soins de beauté, comme pour l'efficace entretien de la maison.

Du vin aigre au vinaigre

Pour commencer, partons d'une chose certaine et unanimement admise : comme le vin, le vinaigre possède des origines qui se perdent dans la nuit des temps.

Le vin, tout d'abord... Pour les uns, c'est Noé qui, abandonnant sa célèbre arche, devint le tout premier viticulteur de l'histoire. Pour d'autres, par contre, l'art de la vigne et celui du vin sont plus étroitement associés aux dieux. Qu'il s'agisse de Dionysos pour les Grecs de l'Antiquité, de Bacchus pour les anciens Romains ou d'Osiris pour les Égyptiens du temps des pyramides. Égyptiens qui, on le sait de manière formelle, assuraient déjà une production vinicole trois à quatre mille ans avant notre ère.

Voilà donc pour le vin. Quant au vinaigre…

Tout le monde semble d'accord pour admettre que le vinaigre est connu depuis cinq ou six mille ans. En cette lointaine époque, les hommes ont constaté une fermentation alcoolique, totalement imprévue et non contrôlée, de certains jus de fruits. Et que ceux-ci se sont alors transformés en boissons alcoolisées. Puis que celles-ci se sont ensuite transformées en… vins aigres. Autrement dit, en vinaigres.

Le fruit du hasard

Si le vinaigre fut pendant de très longues périodes issu d'une fermentation naturelle qui devait absolument tout au hasard (certains tonneaux de vin se piquaient sans que l'on sache alors pourquoi), la découverte des vertus et des possibilités liées au « vin aigre » est, elle aussi, le fruit du hasard le plus pur.

D'une manière ou d'une autre, les hommes constatèrent que certains aliments stockés dans le « vin aigre » jouissaient d'une durée de conservation nettement plus longue que s'ils étaient remisés dans des jarres ou laissés à l'air libre. Bonne nouvelle : ce « mauvais » vin trouvait enfin une utilité ! Il n'en fallait guère plus pour que les conserves au vinaigre apparaissent et connaissent un succès sans cesse croissant. Il n'en fallait pas plus, non plus, pour que, dans la foulée, quelques premières préparations gourmandes à base de vinaigre apparaissent. Nous sommes alors une centaine d'années avant notre ère.

Peu à peu, le processus naturel d'élaboration du vinaigre fut d'abord compris, puis maîtrisé par les hommes. Le hasard perdit peu à peu son rôle prédominant, au profit d'une production plus réfléchie, maîtrisée et systématique. Le vinaigre, simple dérivé du vin, devenait alors un produit à part entière.

À travers les siècles

Dès le Moyen Âge, la confection de vinaigres (élaborés à base de vins et d'autres boissons alcoolisées) fut confiée à d'authentiques spécialistes, très explicitement nommés « vinaigriers ». Ils se regroupèrent en corporation à l'aube du XVe siècle. Il s'agit alors d'une corporation puissante qui garde jalousement ses secrets : chaque apprenti admis au sein de ce groupement doit jurer de ne jamais révéler ce qu'il est convenu d'appeler « les secrets du vinaigrier ». À l'époque, la cité orléanaise passe pour être la véritable « capitale » du vinaigre : on y dénombre, aux alentours de

1580, plus d'une trentaine de vinaigriers qui, tous, jouissent d'une haute considération dans la société et qui, parallèlement, bénéficient du monopole de la fabrication et de la commercialisation du produit et de ses dérivés (notamment quelques sauces).

Le vinaigre des quatre voleurs

Nous sommes en 1558. Le médecin italien Baptiste de Caviglioles se lance, au travers de nombreux écrits, dans une véritable apologie du vinaigre. Il écrit notamment dans l'un de ses ouvrages qu'il « […] corrige toutes les humeurs superflues en notre corps […] ».

De son côté, un autre médecin, appelé Sylvius, l'utilise d'abondance lors des grandes épidémies de peste. Il affirme ainsi se protéger de toute contamination uniquement en avalant chaque matin une ou deux cuillerées de vinaigre. Toujours pour se protéger de la peste, d'autres préfèrent utiliser des vinaigres dits « composés », à base de vinaigre et d'herbes.

Un peu après 1710, Ramazzini, auteur d'un ouvrage consacré aux maladies des artisans, conseille aux fossoyeurs d'avoir toujours sous la main un petit flacon de vinaigre et d'en respirer régulièrement.

Mais les médecins se rendant auprès des malades et des pestiférés ne sont pas les seuls à utiliser le vinaigre. Dans la région marseillaise, certains personnages peu scrupuleux volent des personnes souffrantes. D'autres dépouillent des cadavres. Sans être véritablement inquiétés par la maladie qui, par ailleurs, fait pourtant des ravages. Quatre d'entre eux, arrêtés, finissent par avouer leur secret : avant de commettre leurs méfaits, ils se rincent la bouche et se frottent généreusement les mains avec une mixture de leur invention, à base de vinaigre. Ils y mélangent de l'absinthe, de la menthe poivrée, de la rue, du romarin, de l'ail, de la cannelle, du girofle, de la sauge, de la muscade, de l'acore et de la lavande. Sans oublier, bien entendu, du vinaigre blanc. Antiseptique, cette préparation ingénieuse est parfaite et les met à l'abri des dangers de la peste. Depuis, ce vinaigre est connu sous le nom très explicite de « vinaigre des quatre voleurs ». Il a toujours la réputation de protéger des maladies contagieuses et d'être d'une remarquable efficacité pour nettoyer des blessures ou aseptiser les mains qui ont touché une plaie infectée.

Au XVIIe siècle, un chimiste allemand du nom de Glauber met au point un processus de fabrication assez précis. Pour l'époque, en tout cas… Mais il faut attendre d'être aux alentours de 1730 pour que Stahl, un autre Allemand, mette enfin en évidence le rôle déterminant de l'alcool dans le processus de fermentation acétique qui assure la transformation de l'alcool en vinaigre. La différence entre fermentation spiritueuse (c'est-à-dire la transformation des sucres en alcool), fermentation acétique (ou transformation de l'alcool en vinaigre) et fermentation putride (à savoir : la putréfaction du vin) avait été dévoilée auparavant par le chimiste néerlandais Boerhaave.

Les trois critères de la fermentation acétique

Pour qu'il y ait fermentation acétique et donc transformation de l'alcool en vinaigre, il faut réunir trois conditions précises :

1. Le liquide de base doit être alcoolisé.

2. Il doit également contenir des micro-organismes.

3. Il doit être relativement riche en acétobacters, des micro-organismes qui sont plus spécifiquement responsables de cette fermentation acétique. C'est Pasteur qui mit en évidence le rôle essentiel des acétobacters sans lesquels aucun vinaigre n'est réalisable.

Toujours en Allemagne, mais une centaine d'années plus tard, un certain… Liebig insiste sur le côté essentiel de la présence de matières organiques pour que cette fermentation se réalise dans de bonnes conditions.

La fabrication des vinaigres reste cependant artisanale et implique généralement des pertes de plus de 10 % ; le vin ayant parfois tendance à pourrir. Et il faut attendre le XIXe siècle pour que les méthodes de fabrication prennent une autre envergure. Une tout autre ampleur.

Du vinaigre « bon à tout faire »

Le produit reste très bon marché et il n'a peut-être l'air de rien, et pourtant ! Il n'est (presque) pas exagéré d'affirmer que le vinaigre est un produit bon… et surtout « bon à tout faire ».

Utilisé pour les **soins de beauté**, il est idéal pour les cheveux. Ce que les femmes savent d'ailleurs depuis la nuit des temps. Il les épaissit et ralentit leur chute. Il retarde même leur blanchiment et aide à lutter contre les cheveux gras et les pellicules. Il est aussi très efficace contre les poux.

Cheveux brillants ou poux ?

Cela fait des centaines, voire des milliers d'années que les femmes utilisent du vinaigre pour soigner leurs cheveux. Les recettes, en ce domaine, sont nombreuses et tout aussi efficaces. Avant l'invasion des rayons des magasins par des produits industriels à l'efficacité relative et aux composants parfois dangereux (notamment les composants de la famille des parabènes, hautement cancérigènes à toutes doses), nos plus coquettes grands-mères utilisaient largement le vinaigre pour effectuer des… rinçages vinaigrés qui faisaient briller naturellement leur chevelure. Certaines d'entre vous en ont d'ailleurs peut-être aussi utilisé pendant leur enfance.

Sans savoir qu'il ne fallait pas utiliser le vinaigre habituellement employé pour la confection de délicieuses vinaigrettes. En effet, ce dernier laisse parfois une odeur assez tenace. Or, le vinaigre est aussi connu pour arriver naturellement à bout des poux. La méprise était dès lors facile : rinçage pour avoir de jolis cheveux brillants ou lutte contre les poux ? Heureusement, les vinaigres parfumés sont venus à bout de ce problème et vous permettent d'avoir de superbes cheveux brillants… sans prêter à confusion ou à commérages !

Dans le domaine du **bien-être et de la santé**, le vinaigre peut véritablement être considéré comme un remède miracle. Nous y reviendrons plus en détail par la suite, mais jugez plutôt déjà par vous-même… Il est d'une rare richesse en vitamines (celles des groupes B et D essentiellement), en acides aminés essentiels, en enzymes et en oligoéléments. Il est aussi riche en fluor, en magnésium, en phosphore, en fer, en potassium, en sodium, en chlore, en silicium, en manganèse et en soufre.

Il est réputé être un excellent antipoison et améliorer l'absorption du fer (ce qui est d'autant plus important lorsque l'on sait que la plupart d'entre nous, et notamment les femmes, souffrent d'une carence en fer, liée non seulement à la mauvaise alimentation industrielle qui nous est infligée par les grandes surfaces et les géants de l'agroalimentaire, mais également causée par une incontournable déperdition menstruelle). Il améliore également l'absorption du calcium (et il aide donc à lutter contre la fragilité osseuse, l'arthrite et l'ostéoporose). En outre, il s'agit d'un produit antiseptique et bactéricide d'une remarquable efficacité.

Et ce n'est pas tout !

Autres attraits et qualités : il est anti-infectieux (il aide à combattre les rhumes, la toux…), facilite la digestion, combat les hoquets, prévient les infections urinaires, apaise les maux de tête, combat l'hypertension artérielle, soigne les vertiges, calme les nerfs, soulage les irritations cutanées (son pH est assez proche de celui de la peau) et stimule la mémoire. Parmi bien d'autres utilités et attraits. Certains lui prêtent aussi des vertus aphrodisiaques, même si celles-ci relèvent probablement plus de la légende et du fantasme que de la réalité scientifique.

Du vinaigre pour la digestion

Ce n'est pas nouveau, loin de là ! En son temps déjà, le remarquable médecin arabe Avicenne recommandait le vinaigre pour aider la digestion. Et d'autres scientifiques le considèrent depuis longtemps comme l'un des meilleurs stimulants naturels du goût et de l'appétit.

Beaucoup plus tard, au Moyen Âge, il est vivement recommandé d'assaisonner de vinaigre toutes les nourritures et tous les mets réputés indigestes. Notamment les préparations à base de viande de bœuf. Aujourd'hui encore, la tradition se perpétue et il n'est pas rare de proposer les plats assez lourds accompagnés d'une sauce vinaigrée : la traditionnelle tête de veau en est un parfait exemple.

L'explication est simple : le vinaigre a notamment pour effet de stimuler les sécrétions de l'ensemble des organes de l'appareil digestif, depuis la bouche jusqu'aux intestins en passant par l'estomac, le pancréas et le foie. C'est cette stimulation des sécrétions qui entraîne de manière quasiment automatique une digestion grandement facilitée.

Là ne se résument pourtant pas les innombrables usages du vinaigre.

Il est également utilisé par les **vétérinaires** qui optent pour le traitement doux et naturel de certaines maladies. Certes, le vinaigre ne convient pas vraiment pour les animaux de compagnie (n'utilisez jamais de vinaigre pour vos chiens, vos chats... sans avoir obtenu préalablement le feu vert de votre vétérinaire !), mais il est très efficace pour le bétail. Notamment pour l'aider à lutter contre les affections parasitaires.

Le vinaigre est également la **« bonne fée » de votre logis**. Pour l'entretien des cuirs et pour raviver les couleurs de vos vêtements ou de votre linge de maison, pour détartrer ou détacher, pour chasser les insectes, pour nettoyer aussi bien les verres que les casseroles, pour désodoriser, pour éliminer ou empêcher la formation de calcaire (dans les machines à laver le linge ou la vaisselle, par exemple)..., le vinaigre s'impose de lui-même.

Hisser les couleurs !

Dans l'Égypte antique, les marchands de tissus utilisaient du vinaigre pour fixer les couleurs de leurs tissus fraîchement teints.

Aujourd'hui, ce même vinaigre permet de raviver les couleurs des vêtements et du linge de maison. Et cela de manière plus écologique, plus économique et plus efficace que n'importe quel produit industriel vendu soi-disant à cet effet.

Les avantages du vinaigre ? Il peut être utilisé pour tous les tissus, même les plus délicats et, contrairement aux onéreux produits industriels, il ne contient pas d'eau oxygénée.

Enfin, il est aussi **incontournable en cuisine**. Pour réussir de merveilleuses vinaigrettes, bien entendu, mais aussi pour « rattraper » une sauce béarnaise, pour préparer (et réussir !) les œufs et poissons pochés, pour relever agréablement certaines préparations (notamment la célèbre et délicieuse ratatouille)… Sans oublier la réalisation de certaines conserves, dont les désormais classiques oignons ou cornichons.

Le duo gagnant

Jusque dans le courant du XIXe siècle, le **vinaigre de vin** avait tous les honneurs des scientifiques autant que ceux des gastronomes. Il faut attendre l'épouvantable épidémie de phylloxéra qui a décimé la plupart des vignobles de France au XIXe siècle pour que ce **vinaigre de vin** soit remplacé par le **vinaigre d'alcool** qui reste, aujourd'hui encore, le plus vendu non seulement en France, mais également dans bien d'autres contrées. Ainsi, par exemple, jusqu'à il y a quelques années, il était pratiquement le seul vinaigre commercialisé à grande échelle au Canada.

Le vinaigre de cidre arrive bien loin de ces deux premières variétés. Et il est lui-même suivi par de nombreuses autres sortes de vinaigres plus ou moins confidentiels, mais qui n'en sont pas moins intéressants ou délicieux.

De plus en plus de vinaigres, de plus en plus de volume

Étant donné que, à l'échelle mondiale, les consommateurs sont de plus en plus soucieux de leur santé et sont sans cesse à la recherche de produits naturels permettant de remplacer les produits de soins corporels, les produits pour l'entretien de la maison... proposés par les industriels ; étant donné aussi que les goûts évoluent fortement et que de nouveaux assaisonnements, de nouvelles saveurs recueillent souvent les faveurs d'un large public de gastronomes, la demande globale de vinaigre semble en hausse quasi constante. Cela s'est notamment reflété par une formidable augmentation du nombre de nouvelles variétés de vinaigres lancées un peu partout dans le monde entre 2002 et 2005 : on parle là d'une augmentation de... 1 162 % ! L'Europe reste la première zone mondiale où l'on vend le plus de vinaigre(s), suivie immédiatement par l'Amérique du Nord (USA et Canada). La prédominance européenne s'explique notamment par le fait que c'est justement en Europe que l'on trouve quelques-uns des meilleurs vinaigres du monde, issus d'une longue tradition. C'est aussi en Europe que se regroupent cinq à six des plus grands marchés mondiaux du vinaigre, et trois ou quatre des plus grands exportateurs de vinaigre du monde. Dans les deux cas, la France reste toujours fort bien positionnée, dans le « top 5 » mondial, à partir des derniers chiffres publics disponibles. Selon certaines statistiques, la France produit annuellement plus d'un million d'hectolitres de vinaigre (pour l'ensemble des variétés disponibles dans le commerce) et en consomme plus de 540 000 hectolitres rien que pour les divers usages domestiques. C'est le vinaigre d'alcool qui garde la vedette, représentant environ 60 % des ventes, suivi, dans l'ordre, par le vinaigre de vin (rouge ou blanc) et le vinaigre de cidre.

Historiquement, le *vinaigre de vin* reste donc une incontournable référence. Et il avait d'ailleurs quelques farouches partisans, dont Pasteur qui considérait qu'il était le seul à pouvoir être qualifié de vinaigre.

Cela étant dit, tous les vins peuvent faire du vinaigre : vins rouges, vins blancs ou même vins rosés. L'essentiel, pour obtenir un vinaigre de qualité, étant d'utiliser des vins de qualité : un vin médiocre ne fournira toujours qu'un vinaigre tout aussi médiocre.

Certains vinaigres de vin sont élaborés à partir de vins bien spécifiques. C'est comme cela que l'on peut parfois trouver dans les commerces spécialisés du prestigieux « vinaigre de champagne », du « vinaigre de sherry », du « vinaigre de porto » ou même un « vinaigre de xérès » tout à fait merveilleux. Le vieillissement de ce dernier dure au moins deux ans dans des fûts de bois ; l'essence de bois choisie conférant au vinaigre une petite note gustative et olfactive très particulière.

Et lorsque le vinaigre est élaboré à partir d'un vin bénéficiant d'une appellation d'origine, il pourra, lui aussi, mettre cette appellation en exergue. L'exemple du « vinaigre de vin de Bordeaux » est emblématique.

Également appelé « vinaigre blanc », voire « vinaigre cristal » dans certains cas, le *vinaigre d'alcool* a largement supplanté le vinaigre de vin. C'est aujourd'hui le plus connu de tous les vinaigres, mais aussi le plus économique et le plus utilisé dans nos régions. C'est également le plus polyvalent, pouvant être utilisé aux fourneaux (il est notamment parfait pour réaliser de superbes conserves maison) aussi bien que pour l'entretien de la maison, tout en étant sans danger pour les animaux et totalement biodégradable. D'une manière générale, il est issu de l'acétification de l'alcool de betterave qui, lui-même, est obtenu par fermentation du jus de betterave à sucre dilué dans de l'eau. Dans certains cas, il peut être coloré avec du caramel et porte alors la mention « vinaigre d'alcool coloré » sur l'étiquette.

Et le vinaigre de cidre ?

Le *vinaigre de cidre* mérite une place tout à fait particulière au sein de la grande famille des vinaigres. Car même s'il est relativement peu consommé en France (alors qu'il est par contre fort apprécié outre-Atlantique), il possède des vertus hors du commun sur le plan thérapeutique… Pour autant, en tout cas, qu'il ait été fabriqué à partir de pommes entières de qualité biologique, qu'il soit non pasteurisé et non filtré et qu'il soit pur à 100 %. Ce qui revient à dire qu'il faut à tout prix éviter les vinaigres de cidre industriels (qui ont perdu la majeure partie de leurs attraits gustatifs et de leurs propriétés thérapeutiques) pour privilégier exclusivement les vinaigres de cidre biologiques et artisanaux.

Le secret du Vermont

Pendant de fort longues années, les habitants de l'État du Vermont (nord-est des États-Unis) ont intrigué tous leurs contemporains. Quel était donc le formidable secret de leur longévité ? Comment se faisait-il qu'ils vivaient aussi longtemps et, surtout, en aussi bonne santé ?

On ne pouvait pas soupçonner les habitants de cet État de bénéficier de tous les attraits et de toutes les vertus de celui qui est maintenant connu sous le nom de « régime méditerranéen » ou « régime crétois ». Les conditions de vie, les conditions climatiques, l'alimentation… des habitants du Vermont n'avaient alors (et n'ont toujours) rien à voir avec celles des habitants de la Crète.

Pressés de questions, les habitants du Vermont ont enfin fini par livrer leur formidable secret : leur insolente longévité et leur remarquable santé étaient dues à leur confiance dans la médecine traditionnelle et naturelle, qui faisait la part belle au… vinaigre de cidre !

De quoi conforter l'avis de certains peuples parmi les plus anciens qui avaient fort explicitement surnommé le vinaigre de cidre « élixir de jeunesse ».

Fort logiquement consommé de manière privilégiée dans les grandes régions productrices de pommes, le vinaigre de cidre pur possède une acidité naturelle qui aide à purifier et régénérer l'organisme. C'est une véritable mine d'or au naturel ! Il contient quantité de nutriments importants, voire tout à fait essentiels : des vitamines (A, B1, B2, C et P), des acides essentiels, des enzymes, de la pectine… Sans oublier le fait qu'il est relativement riche en phosphore, en magnésium, en fer, en calcium, en potassium, en soufre, en fluor, en silicium, en bore… Il contribue donc à améliorer le bien-être au quotidien et est réputé aussi bon pour le système digestif que pour la mémoire. Il normalise aussi le pH du sang et aide la circulation sanguine. Autres vertus qui lui sont attribuées : il soulage les crampes, stabilise la pression artérielle, élimine le surplus de cholestérol, détruit le surplus graisseux dans les cellules (il favorise donc de manière saine et naturelle les pertes de poids, éventuellement associé à un régime amincissant), vous débarrasse des maux de tête (par inhalation) et des maux de gorge (par gargarisme) et peut encore être utilisé sans danger lors de toute affection cutanée.

Une seule condition pour une réelle efficacité : agir sur le long terme, comme pour tous les traitements doux et naturels.

D'une manière générale, on conseille d'en avaler une à deux cuillerées à soupe chaque jour, dilué dans de l'eau ou dans un jus de fruit. Excellent aussi : il est possible d'y ajouter un peu de miel artisanal.

Votre vinaigre de cidre « fait maison »

Certes, il n'est pas difficile de trouver du vinaigre de cidre « prêt à l'emploi » dans le commerce, mais il peut être intéressant et amusant de fabriquer votre vinaigre « maison ». D'autant plus que cette préparation ne demande ni une grande connaissance culinaire, ni un important matériel.

À la base, l'essentiel est de bien choisir vos pommes. N'utilisez bien entendu que des fruits de qualité biologique certifiée, non traités par les insecticides, engrais, et autres produits hautement toxiques utilisés par l'agriculture conventionnelle et l'agriculture prétendument raisonnée.

Si vous n'êtes pas certain de votre goût, optez pour un mélange de pommes acides et de pommes douces ; ce qui garantira un bel équilibre à votre produit final. Les pommes douces présentent un autre avantage : elles sont plus riches en sucre que les pommes acides et elles produisent donc davantage d'alcool. Sans les éplucher (d'où l'extrême importance d'avoir des fruits non traités), coupez les pommes en quartiers et faites-les brunir. Pressez-les ensuite dans une centrifugeuse ou, si vous en possédez, dans une presse.

Versez ensuite le jus ainsi obtenu dans un cruchon et enveloppez le goulot de celui-ci dans un ballon qui se gonflera au fil de la fermentation alcoolique, tout en préservant la préparation de l'air ambiant. Placez le tout dans un endroit relativement chaud (aux alentours de 25 °C), ce qui accélère le processus de fermentation. Dès que le sucre est transformé en alcool (entre une et cinq semaines, généralement, en fonction des pommes utilisées), vous avez votre cidre.

Transférez celui-ci dans un large plat creux, de manière à augmenter la surface qui est exposée à l'air. Couvrez d'un linge propre (pour protéger le cidre des impuretés telles que poussières, insectes…) et laissez s'opérer naturellement la seconde fermentation, la fermentation acétique. Si vous possédez une mère de vinaigre, c'est le moment d'en incorporer un peu, très délicatement : cela va accélérer cette nouvelle fermentation qui, sans mère, exige jusqu'à plusieurs mois.

Dès que le vinaigre de cidre est prêt, filtrez-le soigneusement, transvasez-le en bouteilles de verre et utilisez-le en fonction de vos besoins.

Les autres vinaigres

Les trois vinaigres mentionnés ci-avant ne sont pas les seuls, loin de là, à être disponibles sur le marché. Il en existe quantité d'autres, aux saveurs, aux parfums, aux attraits, aux vertus et aux propriétés souvent fort marqués.

Coup de cœur, tout d'abord, pour l'incontournable et prestigieux *vinaigre balsamique* qui s'utilise essentiellement en cuisine. Fabriqué exclusivement dans la région de Modène, en Émilie-Romagne (Italie), il s'agit du vinaigre le plus cher du monde préparé à partir du moût du raisin et non pas au départ du vin. Mais il s'agit aussi de l'un des plus exceptionnels vinaigres sur le plan gustatif.

Très aromatique, il est issu de la cuisson du moût de raisin blanc (essentiellement le cépage trebbiano qui fournit un vin blanc et sucré très agréable à déguster). Le jus obtenu est ensuite bouilli et réduit à 40 % de son volume initial. Il est alors stocké pendant plusieurs années dans de vénérables fûts de chêne avant d'être mis à mûrir dans des locaux généreusement aérés. Différentes opérations et transferts de tonneaux suivent alors, pour un processus qui s'étale habituellement sur une douzaine d'années au minimum. Mais les meilleurs vinaigres balsamiques, au bouquet incomparable, affichent souvent entre vingt et cinquante ans de vieillissement.

Ne vous laissez donc pas abuser par l'immense majorité des vinaigres balsamiques bon marché que l'on trouve dans les rayons des grandes surfaces et qui ne sont jamais que de piètres et insipides imitations de bas de gamme. Ces vinaigres n'affichent généralement qu'un vieillissement de deux à cinq ans ; soit une trop courte période qui n'a pas permis au vinaigre de développer tous ses arômes et toute sa personnalité. Dans d'autres cas, ces faux vinaigres balsamiques ne sont que de « vulgaires » vinaigres aromatisés et sucrés qui ne méritent pas vraiment l'appellation « balsamique ». La méfiance reste de rigueur. Si vous désirez un produit de qualité, il est préférable de vous adresser à un épicier spécialisé et de confiance, qui pourra éventuellement vous faire goûter ses meilleurs produits avant de passer à l'achat.

C'est bien entendu ce long et patient processus qui explique à lui seul le prix élevé de ce produit dont les gastronomes italiens raffolent, tout en l'utilisant cependant avec une relative parcimonie : quelques gouttes de véritable vinaigre balsamique sur des fraises fraîches sont, pour eux, un authentique plaisir gourmand. Mais ils en mettent aussi sur les pâtes, en plus d'un filet d'huile d'olive vierge extra. Voire même sur une coupe de glace à la vanille. Un pur régal !

Fruits et légumes

Tout différents sont les *vinaigres de jus fermentés* de légumes ou de fruits ! Ceux-ci sont élaborés au départ de la fermentation acétique des jus alcoolisés de fruits aussi variés que les melons, les framboises, les bananes, les raisins secs, les noix de coco, les dattes… Sans oublier les figues, la rhubarbe, les pêches, les arbouses, les grenades, les oranges, les citrons… Au rayon légumes, le vinaigre de racines de bettes fait souvent figure de favori.

Dérivés en droite ligne des alcools distillés au départ du froment, du seigle, du maïs… et de quelques autres céréales encore, les *vinaigres de céréales* sont relativement peu connus. Chez nos voisins allemands, on produit quelques vinaigres d'eau-de-vie (notamment à partir du schnaps) et, outre-Atlantique, les Américains produisent (de manière assez confidentielle, il est vrai) un vinaigre de bourbon.

Quelques vinaigres plus anecdotiques ou exotiques

Et ce n'est pas tout !

Pour être le plus complet possible, il convient encore de mentionner le *vinaigre de riz*, très apprécié en Chine et dans le Sud-Est asiatique (notamment au Viêtnam). Issu de la lente fermentation du riz gluant (celle-ci prend au minimum trois mois), ce vinaigre se caractérise par une teneur acétique particulièrement faible. Les Chinois le préfèrent blanc (il s'agit alors du vinaigre de riz le plus commun), mais d'autres l'apprécient rouge. Une couleur peu ordinaire, obtenue très simplement grâce à une petite astuce : l'emploi d'une levure de même couleur ou… d'un simple colorant alimentaire. Ce vinaigre de riz chinois possède un « cousin » au Japon. Ce dernier est habituellement blanc, même s'il existe une minuscule production de vinaigre de riz japonais noir, dans le sud du pays.

Tout aussi exotique est le *vinaigre de sucre*, tel qu'on le rencontre notamment dans les Antilles. Il est fabriqué à partir du jus fermenté de mélasse.

Anecdotique également, mais pourtant tout à fait délicieux, est le *vinaigre de miel*, fabriqué au départ d'une mère de vinaigre, d'eau et de miel. Il est peu connu et fort rare. Et c'est peut-être dommage : sa douceur est exquise.

Le *vinaigre de bière blonde* (la célèbre « ale » des Anglais) est surtout produit en Grande-Bretagne. Il est particulièrement fort, et même trop puissant pour la confection des vinaigrettes. Par contre, il convient pour la réalisation de conserves de légumes (les oignons préparés avec ce vinaigre sont superbes !) et de certains chutneys. Dans quelques autres pays, dont l'Allemagne et l'Autriche, on produit un autre genre de vinaigre de bière, à la saveur piquante, assez vive.

Le *vinaigre de sureau* mérite, lui aussi, une mention particulière. Bien sûr, il peut être utilisé en cuisine et il étonnera très certainement tous vos convives. Rares sont en effet ceux qui ont déjà dégusté des œufs mimosa, une crème anglaise ou une salade agrémentés d'un vinaigre si agréablement parfumé. En outre, il est réputé digestif et convient même aux estomacs les plus fragiles. Mais ce vinaigre « pas comme les autres » connaît d'autres utilisations, grâce notamment à ses étonnantes propriétés désinfectantes, antirhumatismales et sudorifiques. C'est aussi un très bon nettoyant de la peau.

Facile à faire et délicieux, un vinaigre de sureau « maison » !

Il est amusant, facile et économique de réaliser son propre vinaigre de sureau « fait maison ». Et cela d'autant plus qu'il s'agit en réalité de ce que l'on appelle un vinaigre aromatisé. Pour le confectionner, il suffit de vous promener en campagne et de cueillir des fleurs de sureau noir, assez mûres mais pas encore fanées. Pour info, le sureau noir (« Sambucus nigra », de son nom scientifique) fleurit dans le courant des mois de mai et juin. C'est le seul qui convienne pour la réalisation de ce vinaigre. Ne le confondez surtout pas avec le sureau yèble, une plante herbacée qui peut se montrer très toxique. De retour à la maison, enlevez délicatement les tiges rigides des ombelles, puis mettez les fleurs à sécher pendant quelques jours. Mettez-les ensuite dans un bocal en verre ou en grès, sans les presser. Versez alors un excellent vinaigre de vin rouge sur les fleurs, jusqu'à ce que le bocal soit rempli. Comptez environ 1 litre de vinaigre pour 100 g de fleurs. Fermez-le hermétiquement et laissez macérer le tout pendant une quinzaine de jours. À la fin de ce temps de macération, filtrez la préparation, transvasez-la dans des bouteilles fermant hermétiquement et rangez-les dans un endroit sec, à l'abri de la lumière. Dans de telles conditions optimales, il se conserve plusieurs mois, mais peut déjà être utilisé immédiatement.

Il faut encore mentionner le *vinaigre de noix de coco* et le *vinaigre de palmier* qui sont essentiellement produits dans l'archipel philippin, le *vinaigre de sirop d'érable* qui est bien entendu une production typiquement canadienne, le *vinaigre de datte* apprécié notamment en Asie centrale (ce vinaigre était déjà produit dans l'Antiquité), le *vinaigre de poiré* fabriqué au départ du jus fermenté de poires, et encore le plus classique *vinaigre de framboise*.

Il ne faudrait pas oublier non plus des vinaigres encore plus confidentiels, mais qui ont leurs amateurs et leurs utilisations, tels que : les différents *vinaigres de céréales* (qui sont en fait des dérivés des alcools de maïs, de seigle…), le *vinaigre de figue* (déjà mis en exergue par Pline l'Ancien), le *vinaigre de pamplemousse* (fort apprécié par les Birmans), et enfin le *vinaigre de tamarin* (plutôt prisé en Inde).

Encore meilleur : le vinaigre « maison » !

Bien entendu, le plus facile et le plus rapide est d'acheter du vinaigre « prêt à l'emploi » dans le commerce. Mais une autre solution particulièrement agréable s'offre à vous, surtout si vous savez faire preuve de patience et que vous êtes un inconditionnel des bons et sains produits « faits maison » : faire votre propre vinaigre !

Certes, cette préparation exige du temps. Mais la réalisation d'un excellent vinaigre de vin artisanal n'a rien de véritablement compliqué. Un minimum de matériel, quelques petits tours de main, une certaine organisation, la passion des bons produits gourmands et… beaucoup de patience vous permettront d'arriver aisément à un remarquable résultat.

Voici donc, étape par étape, la recette complète et détaillée qui vous permettra de bientôt proposer une dégustation de vinaigre maison à vos convives…

Première étape : la préparation du vinaigrier

De manière traditionnelle, le vinaigrier classique a la forme d'une petite amphore et est en terre cuite. Sur le haut, il est muni d'un couvercle (en terre cuite ou en liège) tandis qu'un trou est percé à quelques centimètres de sa base, permettant d'y insérer un robinet en bois muni d'un joint en liège. Outre l'indiscutable respect de la tradition et le côté esthétique de l'objet, le vinaigrier se prête idéalement à toutes les futures opérations.

Avant de le mettre en route pour sa première utilisation, mais aussi à chaque fois que vous procédez à un changement de robinet, il convient que vous preniez certaines précautions de manière à éviter les fuites. Vérifiez donc que le robinet fonctionne bien (il ferme complètement), puis plongez-le pendant une journée dans un bain d'eau (lestez-le pour qu'il reste complètement immergé) : de cette manière, le bois va gonfler. Disposez-le ensuite dans l'orifice prévu dans le vinaigrier, avec son joint en liège. Il est essentiel de placer ces éléments tout à fait dans l'axe du trou. Éventuellement, utilisez un petit maillet pour bien enfoncer le robinet dans l'orifice, mais pas trop. Cela étant fait, remplissez complètement le vinaigrier d'eau et laissez-le ainsi pendant vingt-quatre heures. Cela vous permettra de vérifier la parfaite étanchéité du joint, du robinet, mais aussi du vinaigrier. Enfin, vérifiez une ultime fois que le robinet s'ouvre et se ferme aisément et complètement.

Pas de vinaigrier sous la main ?

Si vous ne possédez pas de vinaigrier et si vous ne tenez pas à en faire l'acquisition, vous pouvez tout de même être rassuré : il vous est possible de réaliser votre vinaigre de vin maison. Remplacez le vinaigrier traditionnel par une grosse bouteille sans robinet à sa base. Seule difficulté : le prélèvement du vinaigre se fera, forcément, par le haut. Ce qui risque d'endommager votre mère de vinaigre, voire de la faire couler au fond du récipient. Mais le remplacement du vinaigrier par un autre récipient tel qu'une grosse bouteille ne changera rien à la qualité finale de votre produit artisanal.

Deuxième étape : l'amorçage du vinaigrier

Vient maintenant l'étape suivante : l'amorçage de votre vinaigrier. Plusieurs méthodes sont possibles. Toutes, cependant, utilisent une bouteille (soit 75 cl) de bon vin.

- Première méthode : versez les 75 cl de bon vin (en partant du principe bien établi qu'un bon vin fournira par la suite un bon vinaigre, tandis qu'un vin médiocre ne donnera jamais qu'un vinaigre médiocre) dans le vinaigrier, de manière à constituer votre propre mère de vinaigre.

- Deuxième méthode : versez les 75 cl de bon vin dans le vinaigrier et ajoutez à sa surface un peu de mère de vinaigre récupérée chez un ami gourmet ou gourmand.

- Troisième méthode : versez les 75 cl de bon vin dans le vinaigrier et ajoutez-y un peu de vinaigre que vous avez préalablement acheté dans le commerce. Seul problème : vous risquez de démarrer le processus au départ d'un vinaigre industriel qui ne contient plus de bactéries vivantes. Autre inconvénient : ce mélange risque de tromper votre odorat puisque votre préparation sentira déjà le vinaigre alors que le processus n'est même pas amorcé.

Cela étant, vous pouvez utiliser la méthode qui vous convient le mieux car elle n'influence pas directement la qualité finale de votre produit.

Recouvrez ensuite l'ouverture de votre vinaigrier avec trois couches de linge propre. Déposez alors le couvercle du récipient par-dessus. C'est la meilleure manière pour empêcher toute poussière, tout insecte… de s'immiscer dans le récipient et votre préparation, sans stopper les indispensables échanges gazeux, tout à fait indispensables au processus. Placez le vinaigrier dans un endroit chaud (aux alentours de 25 °C) et ne le déplacez plus (les mouvements risquent de faire sombrer la mère de vinaigre). Au bout d'un temps variable (cela peut aller d'une quinzaine de jours à deux ou trois mois), la mère de vinaigre va se former à la surface du liquide, dégageant déjà les parfums si spécifiques au vinaigre.

Minuscule et redoutable, la mouche du vinaigre

Soyez particulièrement attentif et vigilant si vous voyez voler des petits moucherons autour de votre vinaigrier : la mouche du vinaigre, drosophile bien connue, guette !

Bien que ces mouches soient inoffensives pour l'être humain, elles n'en demeurent pas moins redoutables pour votre vinaigre. Il faut à tout prix les empêcher de rentrer dans le vinaigrier : elles y pondraient instantanément des œufs et votre vinaigre serait immanquablement envahi par une foule de petits asticots blancs, hyper-mobiles et très plats.

Le meilleur moyen de s'en débarrasser est… de les attirer ailleurs. En tout cas loin de votre vinaigrier. Une méthode efficace consiste à remplir un petit bol ou une petite soucoupe avec de l'eau vinaigrée ou de l'eau citronnée additionnée d'un peu de pulpe de fruits. Elles seront vite attirées par ce mélange et s'y noieront.

Troisième étape : l'emplissage du vinaigrier

Une fois l'amorçage effectué, vient le moment de remplir le vinaigrier. Rien de plus simple ! Complétez le vinaigrier avec un vin de qualité, jusqu'à atteindre la partie la plus évasée du récipient. Pour ne pas détériorer ou détruire la mère de vinaigre qui est encore en formation, ne videz pas de bouteille de vin directement dans le vinaigrier, mais introduisez un petit tuyau en plastique alimentaire dans le récipient et versez-y délicatement le vin à l'aide d'un entonnoir. Ainsi, le niveau va se compléter par le dessous du récipient, sans risque pour la mère de vinaigre qui est en surface. Il ne vous reste plus qu'à attendre (généralement entre un et trois mois) avant d'obtenir votre superbe vinaigre de vin maison.

Quatrième étape : le tirage du vinaigre

Ne tirez pas votre vinaigre trop vite. Vérifiez auparavant sa bonne maturité en prélevant et en goûtant un petit échantillon. Ne vous fiez pas aux premières gouttes qui peuvent avoir un désagréable arrière-goût de bois, provenant du robinet.

Ensuite, à l'aide d'un entonnoir bien propre recouvert d'un chinois et d'une gaze également très propre (ce montage va assurer la parfaite filtration de toutes les éventuelles impuretés), tirez le vinaigre et remplissez des bouteilles ou des flacons préalablement ébouillantés et parfaitement séchés.

Plusieurs méthodes sont possibles pour tirer correctement votre vinaigre. L'une d'entre elles consiste à le tirer au fur et à mesure de vos besoins et à compléter de la même quantité de vin à chaque fois. Grâce à cette méthode, les tirages et compléments s'effectuent à petites doses. Ce qui vous permet d'utiliser un vinaigre très homogène et régulier en saveur et en parfum d'un tirage à l'autre. Autre avantage de cette méthode : comme vous effectuez des petits tirages de manière plus ou moins fréquente, vous utilisez régulièrement le robinet et vous êtes ainsi certain qu'il ne se bloque pas.

Quelques astuces et remarques complémentaires :

- Un vinaigrier ne sert qu'à produire du vinaigre. N'y introduisez jamais rien d'autre que du vin ou du vinaigre.

- Un vinaigre aromatisé vous tente ? C'est facile ! Tirez votre vinaigre puis, dans un autre flacon ou une autre bouteille, ajoutez l'ingrédient aromatique de votre choix : du romarin, du basilic, de l'échalote hachée, de l'estragon, de la ciboulette… en fonction de votre goût, de vos besoins ou de votre envie du moment. Dans tous les cas, choisissez des ingrédients d'une extrême fraîcheur (qui viennent d'être cueillis au jardin ou récoltés dans le potager, si possible) et de qualité biologique certifiée.

• Il est une nouvelle fois important de souligner qu'il ne faut utiliser que du vin de qualité. Le principe étant de n'utiliser pour la fabrication du vinaigre qu'un vin de qualité que vous aimez déguster. C'est véritablement la base pour obtenir un vinaigre maison qui sera, lui aussi, de qualité et qui confortera votre réputation de fin cordon bleu auprès de votre famille et de vos amis.

Quelques mots au sujet de la mère de vinaigre

La mère de vinaigre est une sorte de pellicule qui se forme à la surface du liquide au cours du processus de fermentation. Elle peut aisément se comparer à un voile. Il s'agit en réalité d'une sorte d'amalgame d'acétobacters, ces micro-organismes qui sont responsables de la transformation du liquide utilisé (du vin, par exemple) en vinaigre. Utiliser une mère de vinaigre permet d'accélérer de manière entièrement saine et naturelle tout le processus de la fabrication du vinaigre. À condition, toutefois, que la pellicule reste bien à la surface du liquide et ne coule pas dans le fond du vinaigrier.

Une précaution importante : une mère de vinaigre ne peut en aucun cas se trouver en contact avec un récipient ou un objet métallique, c'est le meilleur moyen de la tuer. Par contre, bien soignée, votre mère de vinaigre ne manquera pas de se développer et de se subdiviser. Ce sera pour vous l'occasion de la diviser, de la multiplier, de la réutiliser... et d'en faire profiter toutes vos connaissances qui veulent, elles aussi, suivre votre exemple et se lancer dans la fabrication de leur vinaigre maison.

Jadis, on estimait que la mère de vinaigre possédait de nombreuses vertus thérapeutiques. Elle avait notamment la réputation de soulager la plupart des douleurs articulaires, mais était aussi indiquée dans de nombreux cas d'infections.

Seul problème : l'aspect peu appétissant, voire même rebutant de ce voile. Pourtant, afin de profiter au maximum de ses réels bienfaits, il convient d'utiliser les particules de voile tombées dans le vinaigre et qui ressemblent à des petits filaments un peu gluants. Ce qui est déjà peu attrayant en soi. En outre, il faut aussi la mâcher lentement, ce qui n'est guère plus tentant. À moins, peut-être, d'arriver à se concentrer totalement sur les réels « atouts santé » de cette petite opération !

Vinaigre et cuisine : l'accord parfait

Comme on l'a précisé plus haut, le vinaigre a d'abord été utilisé pour assurer une bonne et longue conservation de certains aliments. Mais, comme d'ailleurs l'immense majorité des procédés de conservation utilisés jusqu'à l'apparition de la congélation et de la surgélation, le vinaigre pouvait modifier plus ou moins fortement la saveur intrinsèque des aliments.

Cela dit, le vinaigre était aussi utilisé à table. Le célèbre cuisinier romain Apicius incorporait du vinaigre dans un très grand nombre de préparations. Il s'en servait également, croit-on savoir, pour déglacer des sauces et pour accommoder certains légumes tels que les navets ou les courges. Dans ce cas, cependant, le vinaigre était étroitement associé à d'autres ingrédients : le poivre, le miel... Toujours chez les Romains, ce même vinaigre trônait également sur la table, dans un récipient spécifique baptisé « acetabula ». En outre, une habitude répandue voulait que l'on boive régulièrement de l'eau vinaigrée, réputée plus saine et plus digeste que la simple eau pure. Nous y reviendrons plus loin...

Saveurs acides

Plusieurs siècles plus tard, des marchands ambulants vendent du vinaigre dans les rues de Paris, le transportant dans un tonneau qu'ils font rouler sur le sol. Leur succès commercial est évident et le Moyen Âge leur sourit. À cette époque, les plats aux saveurs acides semblent en effet fort appréciés : plus de 60 à 70 % des recettes moyenâgeuses retrouvées aujourd'hui comportent un ingrédient acide. Et donc souvent du vinaigre. Cet engouement pour une gastronomie acide semble être une particularité française car elle est alors nettement plus marquée qu'en d'autres régions d'Europe. Et il touche toutes les couches de la population, jusqu'aux cuisiniers les plus renommés. Taillevent (de son véritable nom Guillaume Tirel), enfant de cuisine de Jeanne d'Évreux, queux de Philippe de Valois, premier queux de Charles V et premier écuyer de cuisine du roi Charles VI, auteur du « Viandier » (un ouvrage qui passe pour être le plus ancien livre de cuisine française, écrit à la demande de Charles V), semble être un inconditionnel du vinaigre dès qu'il s'agit de confectionner de succulentes sauces.

Il faut attendre le courant du XVe siècle pour que le goût français commence à se diversifier. D'abord assez timidement, puis de manière de plus en plus prononcée. Aux saveurs acides (dues notamment au vinaigre) ou fortes (grâce à l'utilisation des épices) répondent désormais des goûts plus sucrés.

Deux cents ans plus tard, l'utilisation du vinaigre en cuisine connaît une nouvelle et double évolution. D'une part, le vinaigre n'est plus le seul liant d'une sauce. Et, d'autre part, gourmets et gourmands découvrent avec ravissement les condiments vinaigrés. C'est effectivement dans le courant du XVIIe siècle qu'apparaissent divers légumes marinés au vinaigre. Et notamment le cornichon, encore très répandu et apprécié actuellement.

Un siècle plus tard, les premiers vinaigres aromatisés font leur apparition. Toutes les fantaisies, plus ou moins heureuses ou savoureuses, sont alors permises et l'on dénombre alors plusieurs centaines de vinaigres différents sur les étals des marchés.

C'est la cuisine bourgeoise qui sonne le glas de la large utilisation du vinaigre dans la cuisine française. Cette gastronomie fait plutôt la part belle aux sauces riches, parfois un peu lourdes, et laisse au vinaigre le soin d'agrémenter les salades. Depuis quelques années cependant, le vinaigre regagne de nouvelles lettres de noblesse et se trouve à nouveau en bonne place dans toutes les cuisines familiales ou professionnelles. Certains cuisiniers de renom ne jurent que par l'authentique vinaigre balsamique. D'autres, à l'instar d'Alain Senderens, marquent une nette préférence pour le vinaigre de xérès. D'autres encore veulent privilégier le vinaigre de vin ou le vinaigre de cidre.

Peu importe, finalement ! L'essentiel est que le vinaigre de qualité, savoureux et digeste, est à nouveau en vogue. Que ce soit en France ou dans bien d'autres pays du monde...

Le vinaigre et la cuisine dans le monde

Ainsi, par exemple, le vinaigre est apprécié en Grande-Bretagne depuis fort longtemps. Et cela de manière quasi ininterrompue. Certaines préparations emblématiques lui font encore la part belle. À l'instar de l'indétrônable « fish and chips » que tout gourmet (britannique…) se doit d'arroser généreusement de vinaigre. Certaines sauces anglaises parmi les plus célèbres font aussi appel au vinaigre. Comme la traditionnelle sauce Worcestershire qui fut à l'origine confectionnée pour un général britannique de retour des Indes dans une petite épicerie du nom de… Lea & Perrins. Ou la tout aussi célèbre sauce piccalilli qui, de manière classique, accompagne les viandes froides ou même certains fromages. Il ne faudrait pas oublier non plus les célèbres « pickles » (des légumes mélangés et des cornichons préparés au vinaigre), un large assortiment de « chutneys » dont les origines remontent à la colonisation des Indes ou quelques préparations aussi étranges qu'anecdotiques dont nos voisins d'outre-Manche semblent avoir le secret : l'aneth au vinaigre en est un bel exemple.

En Italie, le goût du vinaigre se traduit surtout par la réalisation de ce que l'on appelle les « sott'acetti ». Autrement dit, les pickles à la mode italienne. Mais la plus belle utilisation transalpine du vinaigre se découvre au dessert : quelques belles fraises, rouges, goûteuses et juteuses, arrosées d'un petit filet de vinaigre balsamique nous donnent une belle idée de ce que peut être un véritable bonheur gourmand.

De l'autre côté de l'Atlantique, le vinaigre est surtout utilisé dans la confection de celui qui passe pour être l'assaisonnement le plus consommé au monde : le ketchup. Mais on en trouve également dans un autre condiment typiquement « made in USA » : le Tabasco qui doit son nom à la province mexicaine dans laquelle on cultive les piments servant à sa réalisation.

Les Chinois connaissent et utilisent le vinaigre en cuisine depuis les époques les plus reculées. On en parle déjà dans les cuisines il y a trois millénaires de cela. Mais, à la différence de bien d'autres régions du monde, c'est le vinaigre de riz qui garde ici la vedette. Aujourd'hui encore, il conserve toute son importance, notamment pour la réussite du célèbre potage piquant « à la pékinoise ».

Toujours en Extrême-Orient, le vinaigre est l'une des bases de la plus authentique cuisine japonaise. Comme en Chine, il s'agit essentiellement de vinaigre de riz, même si les gourmets nippons le préfèrent plus parfumé et plus relevé que les Chinois. Il reste essentiel dans la préparation des sushis et de certaines sauces pouvant accompagner des poissons grillés. Mais les Japonais utilisent également le vinaigre de riz pour assurer la bonne conservation de divers légumes (les échalotes entre autres) et du gingembre.

La cuisine maghrébine utilise le vinaigre pour la conservation des aliments, mais aussi pour certains assaisonnements et pour la confection de diverses marinades pour poissons ou viandes. Aujourd'hui, cependant, son utilisation a tendance à se raréfier, même si certains condiments au vinaigre restent fort appréciés : c'est le cas des navets confits que l'on peut servir avec de nombreuses préparations typiques et « bonnes comme là-bas ».

Du vinaigre à boire ?

Boire du vinaigre peut a priori sembler une idée bien saugrenue, et pourtant voilà qui est loin d'être révolutionnaire ou novateur.

On doit cette pratique aux Grecs de l'Antiquité qui estimaient, suivant les préceptes d'Hippocrate, que l'eau pure était nocive et qu'il convenait donc de la purifier en y additionnant quelques gouttes de vinaigre avant de la boire. Par la suite, ces mêmes Grecs transformèrent cette eau purifiée en boisson d'agrément : en fonction de la chaleur et des saisons, ils n'hésitaient pas à y adjoindre quelques belles feuilles de menthe fraîche, transformant ainsi ce breuvage en une délicieuse boisson rafraîchissante.

Cette habitude se répandit sur une grande partie du pourtour méditerranéen, et notamment chez les Romains qui, eux aussi, commencèrent à privilégier l'eau vinaigrée, parfois aromatisée de miel. Et cela même si cette boisson était essentiellement réservée aux pauvres et aux militaires ; les patriciens lui préférant le vin.

De leur côté, les premiers moines de l'histoire y firent aussi honneur : il semble que l'une des premières règles monastiques en vigueur stipulait, en effet, qu'ils devaient boire un verre d'eau chaude vinaigrée après les repas.

Cela dit, le vinaigre n'était pas exclusivement associé à l'eau. Certains anciens textes romains, rédigés notamment par Pline l'Ancien, révèlent que le vinaigre venait parfois « agrémenter » (si l'on ose ainsi dire, en tout cas…) le vin. Ou, à tout le moins, les vins les moins puissants et gouleyants. Une méthode qui fera certes bondir tous les œnologues amateurs ou plus avertis, mais que l'on retrouve bien des siècles plus tard : l'apothicaire et chimiste français Nicolas Lémery (1645-1715) conseille vivement, lui aussi, d'ajouter une petite dose de vinaigre à un vin trop vert, histoire de l'adoucir quelque peu. Inutile de dire que cette pratique quasiment hérétique n'a plus cours aujourd'hui…

Et cela même si la tradition des boissons vinaigrées perdure dans certaines régions. Ainsi, par exemple, l'État du Vermont que l'on a déjà évoqué… L'une des boissons locales les plus traditionnelles y associe toujours le vinaigre de cidre, du miel et de l'eau. Tandis que d'autres breuvages vinaigrés – et notamment quelques sirops de fruits qui deviennent d'agréables boissons estivales – restent au menu.

Vinaigre et médecine : la santé au naturel

Le vinaigre : un ingrédient santé ? C'est indéniable ! Et cette flatteuse réputation est loin d'être une découverte récente.

On devrait plutôt, aujourd'hui, évoquer une redécouverte ! Déjà dans la plus lointaine Antiquité, de nombreux scientifiques mettaient les vertus et les propriétés du vinaigre en exergue, notamment dans certains écrits qui sont arrivés jusqu'à nous. Bien plus tard, dans le courant du XIXe siècle, ce même vinaigre était considéré comme une sorte de remède universel « bon pour tout et pour tous ». Aujourd'hui, nombre de personnes ont malheureusement oublié ces efficaces remèdes au vinaigre, complètement manipulées par un matraquage publicitaire incessant au profit des industries chimiques, cosmétiques et pharmaceutiques notamment. Las ! On se rend compte actuellement, que tous les produits d'entretien pour la maison sont plus toxiques et onéreux qu'efficaces (ils sont, entre autres, responsables de bien des allergies plus ou moins graves), que la majeure partie des produits de beauté et de soins corporels contient des composants hautement toxiques (notamment – mais malheureusement pas exclusivement – tous les composants de la famille des parabènes, cancérigènes avérés à toutes les doses) et que la plupart des médications chimiques connaissent des limites étroites et, surtout, d'innombrables et dangereuses contre-indications.

Tout cela explique que, pour guérir bien des maux quotidiens, de plus en plus de personnes tournent fort logiquement le dos à ces produits chimiques pour retrouver les bienfaits de divers produits entièrement naturels, peu onéreux et très efficaces qui ont largement fait leurs preuves au cours des siècles. Dont le vinaigre.

Mais qu'en est-il exactement ? Le vinaigre est-il aussi efficace que les scientifiques les plus compétents l'affirment depuis des centaines, voire des milliers d'années ? Faisons le point sur la question…

Dans l'Antiquité, les médecins affirmaient que le vinaigre était d'un formidable bénéfice pour l'ensemble des organes vitaux : le cœur, l'estomac, le foie, les reins… Il se montrait aussi, disaient-ils, d'une remarquable efficacité pour soigner un large spectre de pathologies – des calculs rénaux à la lèpre – et pour assurer la désinfection des patients en cas de blessures, de plaies ou d'accouchements. Bref, le vinaigre était alors réputé tout soigner ou presque : il préservait la bonne santé et guérissait quasiment toutes les maladies.

Cette réputation pour le moins flatteuse franchit allègrement les barrières du temps et perdura au moins jusque dans le courant du Moyen Âge. À cette époque encore, le vinaigre (bu, appliqué par compresse…) était censé arriver dans tous les coins de l'organisme humain et donc soigner bien des maux.

Aujourd'hui, les médecins que l'on qualifiera aimablement de « classiques » se montrent malheureusement bien plus occupés à promouvoir la pharmacopée chimique qu'à reconnaître les bienfaits d'ingrédients naturels et, par voie de conséquence, les attraits et les bénéfices indéniables d'une efficace et saine médecine naturelle. Et s'il est vrai que le vinaigre n'est pas à proprement parler un remède universel et qu'il doit dans certains cas être utilisé avec une relative précaution, ils font délibérément l'impasse sur l'ensemble de ses vertus et propriétés. Privant de ce fait, de manière totalement arbitraire, leurs patients de ses innombrables bienfaits « au naturel ».

Le vinaigre, toujours essentiel pour la santé

La toute première chose à savoir est que le vinaigre (et notamment le vinaigre de cidre confectionné à partir de pommes entières de qualité biologique certifiée) contient un très grand nombre de substances importantes, voire essentielles. On parle ici de diverses vitamines (notamment celles du groupe B), mais aussi d'enzymes, d'acides aminés et d'oligoéléments. On évoque aussi bien le potassium (qui, selon une formule désormais consacrée, est aux muscles ce que le calcium est à l'ossature), le sodium, le silicium, le calcium ou le magnésium que le fer, le soufre, le chlore, le fluor, le manganèse, le phosphore ou le bore. En outre, le vinaigre de cidre contient également du bêta-carotène et de la pectine (cette dernière contribuant au contrôle du taux de cholestérol et à celui du sucre sanguin).

Grâce à tous ces éléments, les vinaigres de qualité (et essentiellement, bien entendu, les vinaigres certifiés biologiques) possèdent d'innombrables et indéniables vertus qui sont tout bénéfice pour l'organisme humain et la santé en général.

Ainsi, le vinaigre améliore nettement l'absorption du calcium, et cela même s'il en contient relativement peu lui-même. De ce fait, il intervient de manière concrète dans la lutte contre l'ostéoporose qui, en fragilisant l'ossature, cause tant de ravages parmi les personnes plus âgées. Et comme il contient du bore, le vinaigre aide aussi l'organisme à fixer le calcium, mais encore le magnésium et le manganèse. Complémentairement, il favorise également la bonne absorption du fer. Ce qui est particulièrement intéressant pour les femmes qui, plus que les hommes, sont susceptibles de souffrir de carences en fer. Du fait notamment d'une déperdition menstruelle.

Et ce n'est pas tout ! En vrac, le vinaigre (et surtout le vinaigre de romarin puisque cette dernière plante est reconnue comme étant un stimulant naturel de la mémoire) est également recommandé pour stimuler la mémoire (grâce, notamment, à sa richesse en vitamines B9 et B12), pour faciliter la digestion même après de grosses agapes (le vinaigre favorise les sécrétions salivaires qui rendent les aliments plus savoureux et digestes, améliore le métabolisme des protéines et stimule les sécrétions de l'ensemble du système digestif), pour soulager la tension nerveuse (en prise régulière, le vinaigre est réputé calmer les nerfs et apaiser les personnes très nerveuses, y compris les enfants dits « hyperactifs ») et les maux de tête (qui, souvent, peuvent avoir une origine nerveuse) ainsi que pour combattre efficacement l'hypertension artérielle (les spécialistes affirment que, grâce à ses propriétés diurétiques, le vinaigre de pissenlit est à recommander dans ce cas).

Le vinaigre, aphrodisiaque miracle ?

Depuis la nuit des temps, bien avant la libération des mœurs et la vulgarisation de l'érotisme, l'homme cherche à stimuler son désir sexuel. C'est comme cela que les aphrodisiaques sont apparus. La littérature fourmille de recettes plus ou moins étranges et insolites relatives à l'absorption de boissons ou de substances parfois mystérieuses. Ou à l'application de formules magiques connues des seuls sorciers, mages et magiciens.

Le vinaigre n'échappa pas à la règle et devint, lui aussi, un aphrodisiaque. C'est notamment le cas en médecine chinoise (où le vinaigre est associé au clou de girofle), mais pas uniquement. Certains textes nous rapportent que saint Faustin, évêque de Lyon, concocta en son temps un aphrodisiaque connu alors sous le nom de… vinaigre saint ! Après sa mort, son autel de l'église provençale de Varages devint un haut lieu de pèlerinage. Le prêtre qui y officiait versait alors le fameux vinaigre saint sur un phallus en cire apporté par le pèlerin…

Dans un tout autre genre, la gastronomie aphrodisiaque (ou, en tout cas, réputée telle…) nous offre non seulement un vinaigre aphrodisiaque au gingembre, mais aussi une recette d'abricots au vinaigre de champagne qui, paraît-il, serait d'une rare efficacité. Pour réaliser cette préparation censée combattre une nature peut-être oublieuse, il suffit de mettre des abricots mûrs dans un bocal et de les couvrir de vinaigre de champagne. Ajoutez-y ensuite 2 ou 3 piments de Cayenne, 1 ou 2 brins d'estragon frais, 1 feuille de laurier, une dizaine de graines de coriandre et autant de grains de poivre ainsi qu'une pincée de gros sel. Mélangez tous les ingrédients, fermez le bocal bien hermétiquement et laissez ainsi macérer pendant six mois dans un endroit sombre et sec. Il n'y a plus ensuite qu'à utiliser… et espérer…

Plus encore ! Si, sur le moyen terme, il combat les vertiges et l'insomnie (dans les deux cas, un traitement d'environ quatre à cinq semaines est nécessaire pour constater des améliorations probantes), il est aussi conseillé comme fébrifuge, pour combattre les poussées de fièvre. Contrairement à la pharmacopée chimique classique qui se montre trop souvent limitée, voire impuissante, il est aussi à recommander dans le cadre d'un traitement efficace contre l'arthrite (une action qui était déjà connue dans l'Antiquité). Il contribue à prévenir la plupart des infections urinaires (mais il ne les soigne pas !), aide à combattre toux et rhumes, est un anti-venin reconnu depuis des siècles et se montre tout à fait excellent pour la peau (grâce, entre autres, à un pH qui est fort proche de celui de la peau).

Enfin, il fluidifie le sang et aide à dissoudre les caillots sanguins. Il a donc une action anticoagulante même si, paradoxalement, il est aussi reconnu comme étant un anti-hémorragique efficace. D'une manière générale, le vinaigre est aussi anti-infectieux, fortifiant et antiseptique.

Bon pour les humains, pour les animaux aussi…

S'il est excellent pour les humains, le vinaigre l'est aussi – dans une certaine mesure, en tout cas – pour les animaux. Et notamment pour le bétail. Il est notamment réputé être très efficace naturellement contre la gale (le vinaigre de lupin est plus spécifiquement recommandé dans ce cas) et contre la brucellose.

Les animaux de compagnie (chiens et chats essentiellement) peuvent aussi être traités au vinaigre, mais dans des limites plus strictes et jamais sans un avis autorisé. Ainsi, par exemple, il est possible de les frictionner avec une eau légèrement vinaigrée pour les débarrasser des parasites cutanés ou pour soulager d'éventuelles piqûres d'insectes.

Vinaigre et santé : quelques précautions d'utilisation

Tout le monde se montre d'accord sur un point essentiel : rarissimes sont les contre-indications à l'utilisation et à l'absorption de vinaigre. Ce qui le différencie nettement de la plupart des médicaments chimiques actuels...

Elles sont même tellement rares que l'on peut dire qu'il n'en existe en réalité qu'une seule : le vinaigre est fortement déconseillé à toutes les personnes qui souffrent d'une fragilité gastrique (ulcère gastrique, gastrite...). Cette unique contre-indication est d'ailleurs connue depuis les époques les plus reculées et était déjà mentionnée par Pline l'Ancien.

Cela étant dit, il en est du vinaigre comme de beaucoup d'ingrédients et d'aliments : rien ne vaut une saine modération. Personne ne conseillera, en effet, d'ingurgiter du vinaigre pur (les boissons plus ou moins faiblement dosées restant toutefois de mise) ou d'en avaler de manière abusive. Et cela d'autant plus que de nombreuses études tendent à prouver que la relative intolérance au vinaigre est étroitement liée à la quantité absorbée. Comme le dit l'adage : l'excès nuit en tout. Mais se priver totalement de tous les bienfaits du vinaigre serait également fort dommage. Voire préjudiciable, notamment en matière de santé et de bien-être.

Ce serait d'autant plus regrettable que l'expérience – au fil des années, des siècles et même des millénaires – prouve de manière indiscutable que l'absorption régulière d'une quantité modérée de vinaigre est bénéfique pour l'organisme. Et lorsque l'on parle de quantité modérée, on évoque une cuillerée à café par jour, avalée en deux prises et si possible mélangée à du jus de légumes. Il est aussi possible d'y adjoindre un petit peu de miel artisanal.

En cas de relative fragilité gastrique, une autre alternative est possible : utiliser des vinaigres de fruits autres que le raisin (un vinaigre de cidre, par exemple) qui sont généralement moins riches en acide acétique que le vinaigre d'alcool ou le vinaigre de vin.

Autre précision à apporter : une consommation excessive de vinaigre peut, dans de rares cas, attaquer l'émail des dents. Mais attention : on parle ici d'un émail déjà extrêmement fragilisé et d'une consommation réellement excessive de vinaigre.

D'une manière plus générale, il est déconseillé de verser du vinaigre dans des récipients en métal non oxydable, en cuivre ou comportant des soudures ou des parties en plomb : le vinaigre risque en effet de se charger en particules toxiques.

En dehors de ces élémentaires précautions d'usage, n'oubliez pas que le vinaigre est, depuis la nuit des temps, l'un de vos plus fidèles alliés !

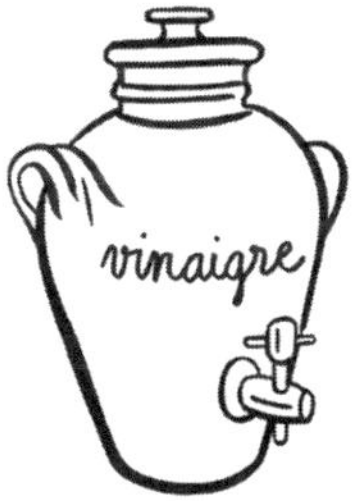

Trucs, astuces et remèdes

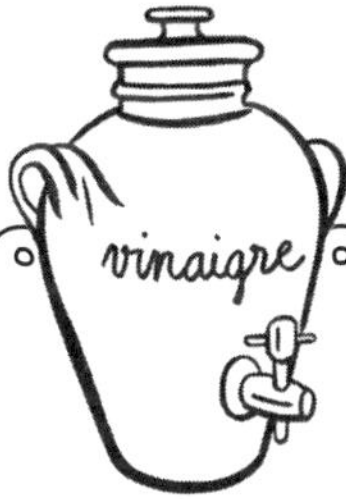

Beauté et hygiène du corps

Acné (combattre l')

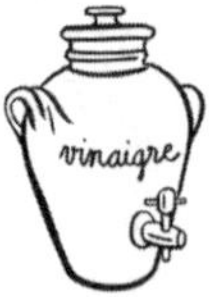

vinaigre de lavande • eau

L'acné est le cauchemar de bien des adolescents qui se ruinent (et ruinent leurs parents) en achetant des lotions soi-disant miracles hors de prix et dont l'efficacité et l'innocuité restent encore largement à prouver. Au moins aussi efficace (si pas plus !), nettement plus sain et beaucoup plus économique, voici le vinaigre de lavande. Passez sur votre visage un tampon d'ouate imbibé d'une lotion composée de vinaigre de lavande dilué dans de l'eau, de manière à faire une sorte de masque. Laissez agir pendant environ un quart d'heure avant de rincer.

Après-rasage (lotion)

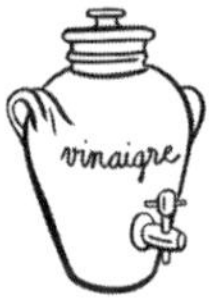

vinaigre

Vous avez fini de vous raser et vous constatez que vous n'avez plus de lotion après-rasage ? Ce n'est pas un problème et c'est même peut-être l'occasion pour passer radicalement à un produit plus naturel et moins dangereux pour la santé que l'immense majorité des produits industriels vendus dans le commerce. Utilisez, tout simplement, du vinaigre blanc non dilué.

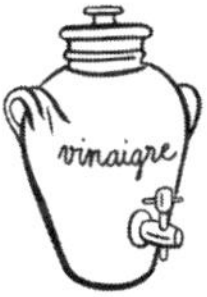

Boutons (faire disparaître des)

vinaigre • eau

Pour tenter de faire disparaître quelques boutons disgracieux, tamponnez-les avec du vinaigre dilué dans de l'eau, à proportions égales.

Mes conseils en plus

Attention : *ne frictionnez jamais les boutons avec cette solution car cela ferait pire que mieux. En outre, il faut savoir qu'il ne s'agit aucunement d'une « solution miracle » et que les résultats peuvent être fort variables d'une personne à l'autre.*

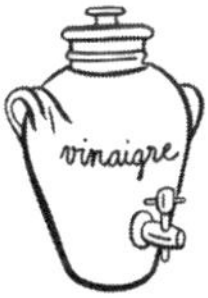

Bras (odeurs sous les)

vinaigre

Sans se croire obligé de passer par les déodorants industriels vendus dans le commerce (la plupart d'entre eux contiennent des composants extrêmement dangereux pour la santé humaine, à toutes les doses. À l'exception, bien entendu, des produits biologiques et certifiés comme tels), il existe une manière simple et efficace de faire disparaître les odeurs désagréables : passez tout simplement un gant de toilette imbibé, sans excès, de vinaigre sous les aisselles. Ensuite, rincez-vous et séchez-vous. N'oubliez pas d'également rincer le gant de toilette.

Mes conseils en plus

Contrairement à ce que certaines personnes peuvent peut-être encore croire, les mauvaises odeurs sous les bras ne proviennent pas du fait que la personne ne se lave pas assez, ou mal. Les véritables responsables de ces odeurs excessives et/ou désagréables sont en réalité les glandes apocrines situées sous les aisselles. Elles fabriquent de la sueur qui contient des phéromones. Certes, chez les animaux, le rôle des phéromones est excessivement important puisqu'elles permettent de connaître l'état de fécondation d'une femelle ou la capacité de fécondation d'un mâle. Chez les humains, par contre, ce rôle est nettement moins développé et important, essentiellement parce que notre sens de l'odorat est atrophié. Mais les phéromones, elles, sont toujours bien présentes. L'odeur désagréable est essentiellement due à la macération de la sueur qui va permettre aux bactéries de la peau de se développer. Celles-ci agissent directement sur les sécrétions des glandes apocrines. Conséquence directe : une importante production de substances fortement odorantes telles que l'ammoniac ou certains acides gras.

Pour combattre ces odeurs, outre l'astuce naturelle évoquée ci-dessus, plusieurs pistes sont à suivre :

– optez pour une hygiène corporelle sans faille, en évitant cependant les douches trop fréquentes (pas plus de deux par jour, sauf circonstances exceptionnelles). En effet, des douches trop fréquentes, utilisant une eau très calcaire et/ou des savons ou gels douche, activent la sécrétion sébacée et ont tendance à rendre la peau encore plus grasse ;

– pour les vêtements, privilégiez le coton et évitez à tout prix le nylon. Dans le même ordre d'idées, privilégiez les fibres naturelles au détriment des fibres synthétiques ;

– utilisez des déodorants de qualité biologique, même si les déodorants, en général, ne règlent absolument pas le problème et se contentent tout juste de masquer (plus ou moins efficacement…) les odeurs ;

– dans certains cas, pensez au traitement des maladies de la peau. Partant du principe que les maladies qui entraînent des démangeaisons ou des lésions de la peau peuvent être à l'origine de macération accentuant le processus.

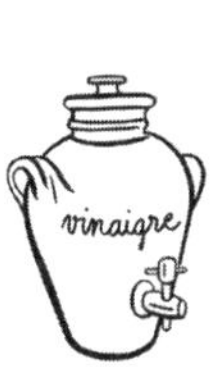

Brosse à dents (hygiène de la)

vinaigre • eau

La parfaite hygiène d'une brosse à dents est, bien entendu, quelque chose de primordial. Et cela même si vous la changez très régulièrement, comme conseillé par les spécialistes. Pour la désinfecter efficacement, plongez-la pendant environ une minute dans un mélange d'eau et de vinaigre à parts égales.

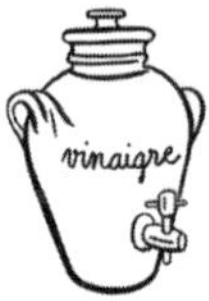

Chaussures (odeur dans les)

vinaigre • eau

Il peut arriver que l'intérieur des chaussures soit imprégné d'une peu agréable odeur corporelle. Cela peut arriver en été, par fortes chaleurs. Cela peut aussi arriver avec des chaussures de sport.

Pour y remédier efficacement, tamponnez l'intérieur des chaussures à désodoriser avec un linge propre imprégné d'eau vinaigrée. Laissez agir quelques heures avant de bien sécher.

Mes conseils en plus

Grâce à cette astuce, les odeurs indésirables disparaissent de l'intérieur des chaussures et elles mettent plus longtemps à revenir.

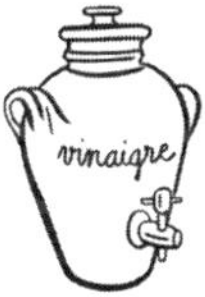

Cheveux (brillants)

vinaigre • eau

De l'eau très légèrement vinaigrée (à raison de 10 % de vinaigre pour 90 % d'eau) est tout à fait à même de faire briller vos cheveux. Laissez agir cette solution vinaigrée pendant deux ou trois minutes, puis rincez vos cheveux. L'odeur de vinaigre disparaîtra très rapidement d'elle-même.

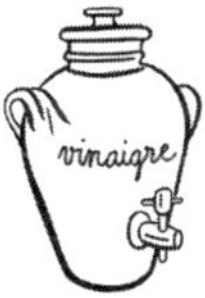

Cheveux (démêler les)

vinaigre • eau

Une solution d'eau vinaigrée (à raison de seulement 10 % de vinaigre pour 90 % d'eau) est parfaitement capable de démêler tous les cheveux. Même les plus emmêlés. Laissez agir la solution pendant quelques minutes avant de rincer vos cheveux à l'eau.

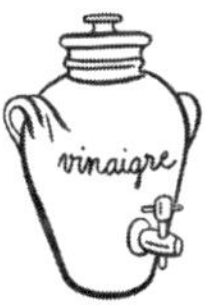

Cheveux (gras)

1 cuil. à soupe de vinaigre • 5 cuil. à soupe de poudre d'argile verte • 1 pincée de sel marin • eau minérale

Si vos cheveux sont malheureusement gras, un masque au vinaigre combiné à de l'argile verte vous sera tout particulièrement bénéfique. Pour le réaliser, mélangez une cuillerée à soupe de vinaigre, cinq cuillerées à soupe d'argile verte en poudre et une pincée de sel marin. Mouillez l'ensemble de ces ingrédients avec assez d'eau minérale pour obtenir une pâte bien lisse. Appliquez ensuite la pâte ainsi obtenue sur le cuir chevelu en le massant, pas trop vigoureusement. Laissez agir pendant environ une demi-heure avant de rincer à l'eau tiède.

Mes conseils en plus

Extrêmement polyvalente, l'argile verte – disponible dans tous les magasins de produits naturels – est la plus connue du public. Reminéralisante, régénérante et revitalisante, elle contient des éléments absorbants qui retiennent les impuretés. Dans ce cas-ci, associée au vinaigre, elle met un terme aux excès de sébum et elle en régule la production. D'ailleurs, l'argile verte est utilisée dans certains shampoings et dans quelques masques capillaires, essentiellement vendus en pharmacie ou en parapharmacie. Le « must » en matière d'argile verte est l'argile montmorillonite (parfois appelée « terre de Sommières »), très riche en oxyde d'aluminium, en oxyde de fer, en oxyde de magnésium, en silice, en potasse, en phosphate, en oxyde de manganèse, en oxyde de titane, en soude et en chaux. De par sa composition, elle possède des propriétés exceptionnelles qui la rendent vraiment incontournable pour soulager toute une série de problèmes ou de maux.

Les cheveux gras sont causés par un dérèglement des glandes sébacées qui sécrètent une substance grasse destinée à lubrifier la peau : le sébum. Lorsque cette substance est libérée en trop grande quantité, la surface de l'épiderme est plus grasse. Qu'il s'agisse de la peau du visage, du cuir chevelu… Cette production excessive de sébum peut avoir diverses origines : un dérèglement hormonal (une trop importante sécrétion d'hormones mâles), l'utilisation d'un shampoing inadapté (un produit trop agressif), une mauvaise hygiène de vie (une alimentation déséquilibrée ou trop grasse, une trop forte consommation d'alcool…), un trop grand stress, une fatigue intense ou la prise de certains médicaments conventionnels.

En plus de l'astuce naturelle mentionnée ci-dessus, plusieurs autres « trucs » très simples permettent de combattre aisément les cheveux gras : ne pas se frictionner vigoureusement la tête au moment du shampoing, éviter d'utiliser un sèche-cheveux trop chaud, éviter d'utiliser des shampoings dits « pour bébés » qui sont surgraissants et ne conviennent ni aux adolescents ni aux adultes, éviter de se rincer les cheveux avec une eau trop chaude…

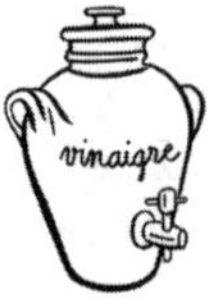

Cheveux (odeurs dans les)

vinaigre de cidre • eau

Vous avez déjà certainement vécu cela : après avoir côtoyé des fumeurs, vos vêtements et vos cheveux sont imprégnés d'une très désagréable odeur de tabac refroidi. Autre situation : ils sont imprégnés d'une forte odeur de friture. Dans les deux cas, c'est particulièrement dérangeant et il faut bien reconnaître que les shampoings classiques du commerce ne suffisent pas toujours à remédier à cette situation. Une fois de plus, le vinaigre vient à votre secours ! Versez dix volumes d'eau dans un vaporisateur et ajoutez-y un volume de vinaigre de cidre. Mélangez bien, puis vaporisez-vous les cheveux avec ce mélange super-efficace. Laissez poser pendant six heures avant de vous rincer les cheveux.

Mes conseils en plus

Attention : ne vaporisez surtout pas cette eau vinaigrée dans vos yeux !

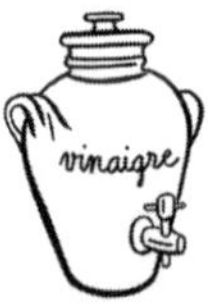

Cheveux (pellicules)

vinaigre • eau

Pour faire disparaître provisoirement vos pellicules, diluez une dose de vinaigre dans deux doses d'eau.

Frictionnez ensuite énergiquement votre cuir chevelu avec cette préparation qui a le pouvoir de réduire la densité des pellicules.

Mes conseils en plus

Il est important de signaler que, pour efficace qu'il soit, ce remède ne parviendra pas à faire disparaître complètement vos pellicules. Celles-ci sont en effet le signe extérieur d'un autre problème. C'est la résolution de ce problème qui vous permettra de vous débarrasser définitivement des pellicules.

Les pellicules peuvent être sèches (ce sont elles qui sont responsables de ce que l'on appelle parfois la « neige » sur les vêtements) ou grasses (elles sont alors fortement chargées en sébum et de plus grande taille). Les pellicules sèches vont de pair avec un cuir chevelu sec qu'il vaut mieux éviter de « décaper » avec des shampoings antipelliculaires industriels et trop puissants ; tandis que les pellicules grasses vont fort logiquement de pair avec un cuir chevelu plus gras qui, lui aussi, a horreur des shampoings antipelliculaires trop puissants. Il redoute également les shampoings « pour bébés » qui ont un effet surgraissant peu indiqué dans ce cas. En effet, si le shampoing « assèche » les pellicules et le cuir chevelu, celui-ci se « re-graisse » plus vite et plus fort par réaction. Il s'agit donc d'une chaîne sans fin qui est d'ailleurs tout bénéfice pour les industriels du secteur, qui commercialisent ces mauvais shampoings à grand renfort de publicités tapageuses… mais assez éloignées de la dure réalité. Si votre problème pelliculaire persiste, n'hésitez pas à consulter un dermatologue compétent.

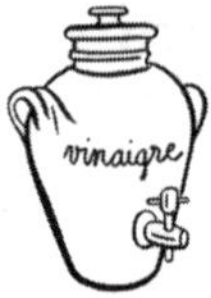

Corne (adoucir la)

vinaigre • eau

Pour adoucir la corne qui se forme sous les talons, préparez-vous un bain de pieds composé de deux tiers d'eau et d'un tiers de vinaigre. Profitez-en pendant dix à vingt minutes. Ainsi, la corne se détachera ensuite plus aisément à la lime ou à la pierre ponce.

Mes conseils en plus

La corne semble préférer les pieds à peau sèche. Certaines crèmes de qualité biologique peuvent dans ce cas vous être également utiles afin d'atténuer la sécheresse de votre peau. Évitez les crèmes industrielles qui, trop souvent, contiennent des composants dangereux pour la santé.

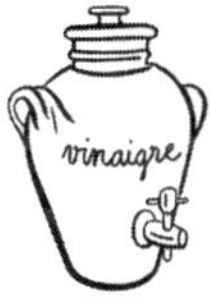

Démangeaison

vinaigre • bicarbonate de soude

Pour contrer une horripilante démangeaison, confectionnez une pâte « maison » à base de vinaigre et de bicarbonate de soude. Appliquez-la soigneusement sur la zone à traiter et laissez agir jusqu'à soulagement.

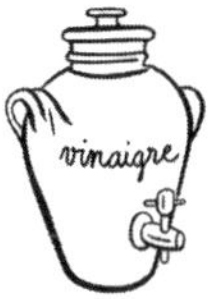

Dents (blanches)

vinaigre • eau

C'est inévitable : l'émail des dents a tendance à jaunir. Plutôt que d'utiliser certains onéreux produits que l'on trouve dans le commerce, une autre solution, plus naturelle, au moins aussi efficace et beaucoup plus économique, s'offre à vous : brossez-vous régulièrement les dents avec une eau vinaigrée, à raison de 90 % d'eau pour seulement 10 % de vinaigre.

Mes conseils en plus

L'avantage de ce remède est qu'il est beaucoup moins abrasif que les produits chimiques vendus à prix d'or dans le commerce, et donc nettement moins dangereux pour l'émail de vos dents. Cela dit, la prudence reste de mise : ne répétez cette opération qu'une à deux fois par mois au maximum.

Plusieurs raisons expliquent le jaunissement progressif des dents :

– l'âge : le jaunissement des dents est en effet étroitement lié à l'âge. Au fil des ans, l'usure des dents, l'accumulation de « saletés » dans la bouche… provoquent un obscurcissement de la couleur des dents. On estime généralement que, dès 20 ans environ, les dents commencent à jaunir et qu'après la quarantaine, elles virent peu à peu vers le marron. Au-delà de 50 ans, il peut apparaître des taches dites « persistantes » très difficiles à faire disparaître ;

– la couleur originelle des dents : il s'agit d'un facteur inné qui va influencer l'évolution de la couleur des dents. Dès la naissance, en effet, chacun d'entre nous est prédéterminé à avoir une certaine couleur des dents, qui a tendance à s'intensifier avec le temps ;

– le facteur génétique : celui-ci devient de plus en plus prononcé avec l'âge. Les dents qui paraissent opaques et épaisses possèdent un avantage : elles ont généralement plus d'éclat et une couleur plus claire. Les dents plus fines et plus translucides, par contre, ont moins de pigment ;

– la cigarette : la consommation régulière de nicotine laisse sur les dents des dépôts marron qui finissent par imprégner la structure des dents et leur donner une teinte identique ;

– la consommation de certains médicaments : alors que la prise de tétracycline pendant la formation des dents provoque l'apparition de marques grises ou brunes, fort difficiles à faire disparaître, une consommation élevée de fluor entraîne pour sa part une fluorose qui provoque l'apparition de taches blanches sur les dents ;

– les mauvaises habitudes alimentaires : la consommation régulière de boissons au cola, de vin rouge, de caféine, de thé… et, d'une manière générale, d'aliments fort colorés, augmente considérablement la coloration des dents au fil des années. De leur côté, les aliments très acides contribuent à l'érosion de l'émail : les dents deviennent plus transparentes et la dentine de couleur jaune s'aperçoit mieux. Les dents paraissent donc nettement plus jaunes.

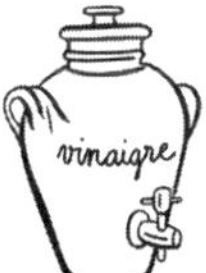

Déodorant « maison »

1 l de vinaigre de cidre • aiguilles de pin

Plutôt que de payer des fortunes pour des déodorants industriels dont les composants sont parfois fort douteux, pourquoi ne pas concocter, facilement et économiquement, votre déo « maison » ? Pour cela, versez dans une casserole une poignée d'aiguilles de pin et un litre de vinaigre de cidre. Mettez sur le feu et faites bouillir le tout pendant cinq ou six minutes. Laissez ensuite macérer pendant une vingtaine de jours avant de filtrer, de mettre en bouteille et d'utiliser chaque jour votre déodorant naturel et super-efficace.

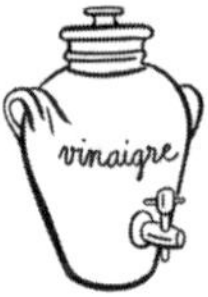

Haleine (combattre la mauvaise)

1 cuil. à soupe de vinaigre de cidre • eau

Pour combattre une mauvaise haleine causée par des relents digestifs peu agréables, confectionnez-vous un cocktail composé d'un verre d'eau et d'une cuillerée à soupe de vinaigre de cidre. Mélangez et buvez avant chaque repas.

Mes conseils en plus

En fonction de votre goût, vous pouvez éventuellement ajouter un peu de miel liquide, de qualité biologique, à ce remède. Cela modifie exclusivement sa saveur et n'influence en rien son efficacité.

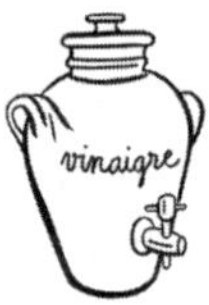

Lunettes (nettoyer les verres de)

vinaigre • eau

Aujourd'hui, la plupart des verres correcteurs pour les lunettes sont dits « organiques ». C'est-à-dire, pour simplifier, qu'ils sont en plastique, éventuellement recouverts d'une pellicule de quartz afin d'éviter les griffes et autres rayures.

Pour nettoyer ces verres, les opticiens et certaines grandes surfaces proposent des produits industriels soit en lingettes jetables (ce qui est loin d'être excellent pour l'environnement et la gestion des déchets), soit en pulvérisateur. Bien entendu, ces produits sont d'une efficacité correcte. Mais, d'une part, ils génèrent beaucoup de déchets et, d'autre part, ils sont loin d'être économiques à l'achat.

Pour nettoyer très efficacement vos verres de lunettes au coût le plus bas, voici une astuce qui ne vous laissera pas indifférent... Tout d'abord, mouillez les verres à l'eau claire. Ensuite, déposez une goutte de savon liquide sur votre pouce et votre index préalablement humidifiés et badigeonnez-en les deux faces des verres. Enfin, effectuez deux rinçages successifs : le premier à l'eau claire et le second avec une eau vinaigrée. Il ne vous reste plus qu'à sécher.

Mes conseils en plus

Ce traitement garantit à vos verres de lunettes une brillance et une netteté avec lesquelles aucun produit du commerce ne pourra rivaliser. En outre, ils se couvriront moins vite de poussière par la suite. Et soyez rassuré : vos verres ne dégageront aucune senteur vinaigrée.

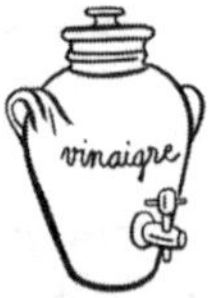

Mains (adoucir les)

vinaigre

Si vos mains sont rêches (après un séjour prolongé dans l'eau, par exemple), il suffit de les masser avec un peu de vinaigre pour qu'elles retrouvent toute leur douceur.

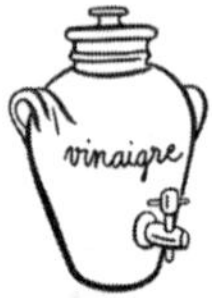

Mains (nettoyer les)

vinaigre blanc • farine

Si vous êtes un passionné de mécanique, vous le savez bien : après avoir plongé les mains dans le cambouis, il est extrêmement difficile d'avoir des mains tout à fait propres, même après les avoir généreusement savonnées ou avoir utilisé l'un de ces produits agressifs et décapants très prisés par les mécaniciens. Il reste toujours, notamment dans les rides des mains, des traces de saleté que certains affirment indélébiles. C'est parce qu'ils ignorent le petit « truc » suivant, qui rendra vos mains impeccablement propres… Confectionnez une pâte en mélangeant du vinaigre blanc et de la farine, puis frottez-vous énergiquement les mains avec la préparation obtenue. Cette préparation naturelle a le même pouvoir nettoyant que les produits décapants industriels, sans leur côté abrasif et dangereux pour la peau.

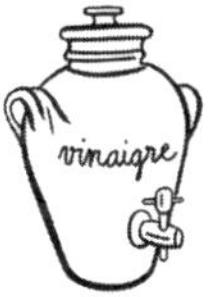

Nuit (crème de)

1/4 de verre de vinaigre • 1/2 verre d'huile d'olive vierge extra • eau distillée

Si, plutôt que de dépenser des fortunes en parfumerie, vous préférez opter pour une crème de nuit tout à la fois efficace, économique et saine, cette recette vous comblera ! Dans un grand bol, mélangez intimement un quart de verre de vinaigre, un demi-verre d'huile d'olive vierge extra et un quart de verre d'eau distillée. Transvasez cette préparation dans un petit flacon qui ferme hermétiquement et, chaque soir, juste avant d'aller dormir, appliquez en massant « votre crème de nuit maison » sur le visage.

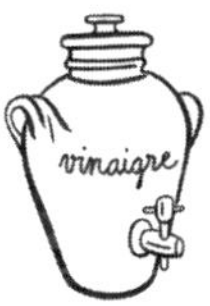

Ongles (cassants)

vinaigre • eau

Si vous avez des ongles qui cassent facilement, faites-les régulièrement tremper dans de l'eau chaude additionnée de vinaigre. Cela les renforcera naturellement.

Mes conseils en plus

Bénéfice supplémentaire : ce petit traitement, simple et rapide, va également blanchir vos ongles.

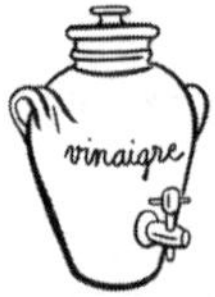

Peau (conserver une belle)

2 cuil. à café de vinaigre • 2 cuil. à café de miel liquide • eau

Vous avez une belle peau qui fait votre fierté et vous tenez, bien entendu, à la conserver. Pour vous y aider, et pour prévenir pas mal de petits problèmes cutanés, buvez chaque jour une boisson composée de deux cuillerées à café de vinaigre et autant de miel liquide dilués dans un verre d'eau.

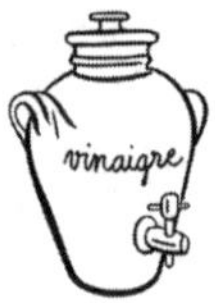

Peau (nettoyer la)

3 cuil. à soupe de vinaigre • eau

Remplissez une casserole d'eau et ajoutez-y trois cuillerées à soupe de vinaigre. Faites bouillir le tout. Ensuite, penchez-vous au-dessus de la casserole en recouvrant votre tête d'un linge ou d'une serviette propre. Restez ainsi quelques minutes, le temps que les pores de la peau s'ouvrent et que les impuretés en soient chassées.

Mes conseils en plus

Une précaution : lorsque vous vous penchez au-dessus de la casserole d'eau bouillante vinaigrée, n'oubliez pas de fermer les yeux.

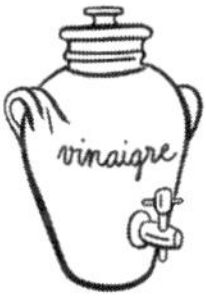

Peau (tonifier la)

2 verres de vinaigre • 1 morceau de gingembre frais

Mettez un morceau de gingembre frais (environ 8 à 10 cm) débité en petites tranches dans deux verres de vinaigre et faites bouillir le tout. Deux fois par semaine, versez cette petite « potion magique » dans l'eau chaude de votre bain. Votre peau sera ainsi naturellement tonifiée.

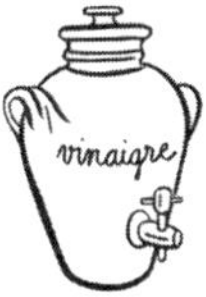

Points noirs (faire disparaître les)

vinaigre • 2 cuil. à soupe de fécule de maïs

Rien de plus facile que de faire disparaître les disgracieux points noirs. Et cela sans se ruiner avec les lotions vendues dans le commerce ! Versez deux cuillerées à soupe de fécule de maïs dans un bol et délayez-la dans un petit peu de vinaigre, de manière à obtenir une consistance pâteuse. Appliquez ensuite la pâte ainsi obtenue sur les zones du visage à traiter (ailes du nez, menton…). Laissez agir pendant vingt à trente minutes au moins, puis rincez à l'eau tiède et séchez.

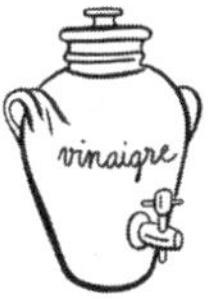

Poux (cheveux)

vinaigre • eau

Pour éliminer les poux dans les cheveux, utilisez du vinaigre dilué dans l'eau, à 50 %. Frictionnez énergiquement le cuir chevelu avec cette préparation. En principe, cela devrait suffire. Cependant, s'il s'agit d'un cas extrême, il se peut que ce remède ne suffise pas et qu'il faille recommencer l'opération avec du vinaigre pur.

Mes conseils en plus

Ce procédé est efficace pour éliminer les poux dans les cheveux. Une seule précaution, mais d'importance : il est, bien entendu, essentiel de ne pas laisser couler du vinaigre dans les yeux.

Cela dit, ne vous affolez pas : selon certaines sources, les poux seraient parmi les plus anciens compagnons des hommes. Certains scientifiques en ont découvert vieux de dix mille ans. Il faut attendre le milieu des années 1800 pour que les poux soient associés à un manque d'hygiène. Avant cela, les Amérindiens les dégustaient avec un plaisir non feint et les Esquimaux les considéraient comme un ingrédient fortifiant. Plus encore ! Dans nos régions, les poux avaient aussi une valeur marchande et sociale : les séances d'épouillage faisaient partie de certains rites collectifs, renforçant les liens entre les membres d'une même tribu et l'on rapporte aussi que Louis XI lui-même félicite l'un des membres de sa cour qui arbore un superbe pou sur son épaule… Aujourd'hui, le pou est souvent associé, même erronément, aux milieux défavorisés qui ne peuvent acquérir les produits chimiques anti-poux. À cela près que ces bestioles ayant développé une réelle résistance aux insecticides et autres produits chimiques du genre, les notions de manque d'hygiène et de contamination se transmettent désormais à toutes les classes sociales.

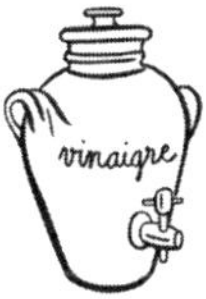

Poux (vêtements et literie)

vinaigre blanc

La chasse aux poux est donc ouverte ! Dans les cheveux de vos enfants, certes, mais pas uniquement. On ne le sait que trop rarement, mais une chasse aux poux efficace passe aussi par le traitement des vêtements et de toute la literie. Si vous négligez cette étape, vous êtes certain de voir réapparaître ces satanées petites bestioles. Pour vous en débarrasser de manière certaine et naturelle, vous pouvez effectuer une lessive à 60 °C ; ce qui devrait éliminer les poux. Cependant, tous les textiles n'acceptent pas cette température. Dans ce cas, effectuez une autre lessive à la température requise (30 °C, par exemple), en ajoutant une dose de vinaigre blanc dans le bac à eau de Javel de la machine à laver. Aucun pou n'y résistera !

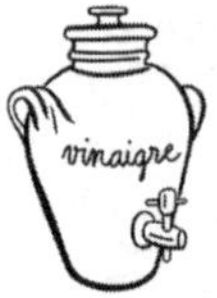

Rides (atténuer les)

1 verre de vinaigre • 1 cuil. à soupe de miel • 1/2 verre de graines de fenouil

Dès l'apparition des premières petites rides, confectionnez une lotion antirides « maison ». Voici comment procéder... Versez le vinaigre dans un poêlon et faites-le chauffer. Versez-le ensuite, encore chaud, sur les graines de fenouil et laissez macérer le tout pendant une huitaine de jours. À ce moment, incorporez la cuillerée à soupe de miel. Mélangez et utilisez la lotion ainsi obtenue pour atténuer vos rides.

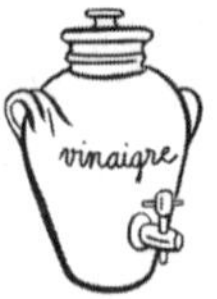

Rousseur (atténuer les taches de)

vinaigre de cidre

Atténuer les taches de rousseur n'a rien de compliqué : il suffit de les lotionner quotidiennement, matin et soir, avec un petit peu de vinaigre de cidre.

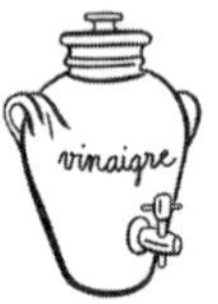

Vieillesse (taches de)

2 cuil. à café de vinaigre • 1 cuil. à café de jus d'oignon

Pour faire disparaître – ou à tout le moins atténuer – les taches de vieillesse qui apparaissent immanquablement sur les mains, appliquez une petite lotion « maison » composée de deux cuillerées à café de vinaigre mélangées à une cuillerée à café de jus d'oignon. Appliquez ce traitement deux fois par jour, matin et soir.

Mes conseils en plus

Il s'agit d'un traitement à long terme. Plusieurs semaines sont nécessaires avant de constater un résultat concret et satisfaisant.

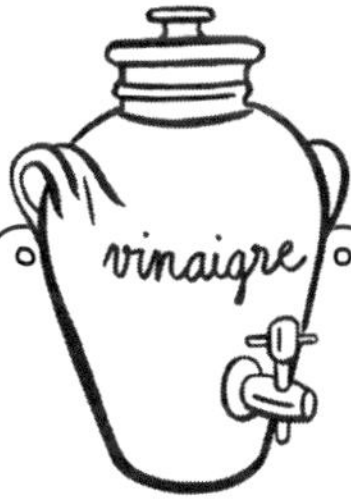

Santé et bien-être

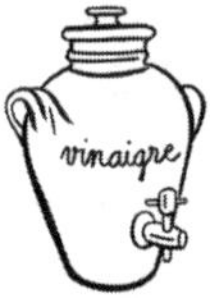

Aigreurs (soulager les)

2 cuil. à café de vinaigre • 2 cuil. à café de miel • eau

Si vous êtes sujet à ce que l'on appelle les aigreurs d'estomac, voici un remède, peut-être surprenant puisqu'il est à base de vinaigre, mais qui vous soulagera efficacement. À titre préventif, prenez avant chaque repas un verre d'eau dans lequel vous aurez préalablement dilué deux cuillerées à café de vinaigre et la même quantité de miel liquide de qualité biologique.

Mes conseils en plus

La sensation d'aigreur que l'on ressent parfois est principalement causée par les relâchements d'un sphincter qui laisse remonter des reflux acides de l'estomac dans l'œsophage.

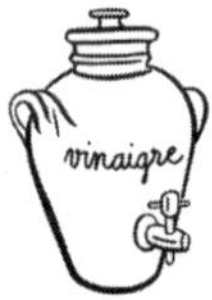

Allergies (prévenir les)

2 cl de vinaigre • 20 cl de lait

Voilà la période de l'année que vous redoutez le plus : celles des allergies. Pour prévenir toute affection allergique, concoctez une sorte de yaourt « maison » composé de 2 cl de vinaigre dilué dans 20 cl de lait. Complétez la préparation par un peu de miel, à volonté. Tous les jours, matin et soir, prenez un verre de ce mélange afin de prévenir les allergies qui vous guettent.

Allergies (soigner les)

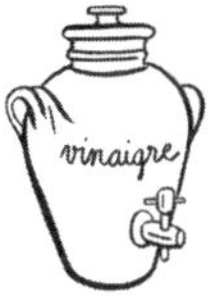

vinaigre blanc • eau

Cela n'a rien d'un hasard : de plus en plus de personnes sont allergiques aux produits de lessive, aux savons… industriels. En cause, bien entendu, certains composants chimiques de ces produits qui, s'ils restent malheureusement autorisés par les législations en vigueur, n'en sont pas moins dangereux pour la santé des personnes. Si vous souffrez de ce type d'allergie, voici une astuce qui vous soulagera : faites votre lessive de la manière habituelle (en employant, si possible, un produit lessiviel biologique et garanti comme tel), puis essorez votre linge avant de le faire tremper pendant quelques heures (dans un grand bac, voire dans votre baignoire en fonction du volume de lessive) dans un mélange de vinaigre blanc et d'eau, à raison de deux litres de vinaigre pour une dizaine de litres d'eau. Ce trempage terminé, étendez votre linge sans l'essorer. L'idéal pour ne plus ressentir les méfaits désagréables, voire dangereux, des produits lessiviels industriels.

Mes conseils en plus

Rassurez-vous : malgré ce trempage, et aux proportions indiquées, les couleurs de votre linge seront respectées et celui-ci ne sentira pas le vinaigre !

Le mot « allergie » désigne diverses réactions qui peuvent se développer en maints endroits du corps : la peau, les yeux, le système digestif, les voies respiratoires… Les types de symptômes et leur intensité peuvent varier en fonction de l'endroit du corps où se déclare l'allergie. Les six principaux types de manifestations allergiques sont les allergies alimentaires, l'asthme allergique, l'eczéma atopique, la rhinite allergique, certaines formes d'urticaire et l'anaphylaxie (subite, la réaction anaphylactique touche en général l'ensemble de l'organisme. Si elle n'est pas traitée rapidement, elle peut dégénérer en choc anaphylactique, avec chute de tension, perte de conscience et – dans les cas extrêmes – décès en seulement quelques instants). Souvent, ces diverses formes d'allergies sont provoquées par les mêmes substances, même si personne ne sait actuellement dire pourquoi une allergie se développe à tel ou tel endroit du corps plutôt que dans une autre zone.

Les allergènes les plus fréquents sont les allergènes aériens (pollen, squames des animaux domestiques…), les allergènes alimentaires (lait de vache, noix, sésame, sulfite utilisé comme agent de conservation, notamment pour le vin…) ainsi que l'ensemble des autres allergènes parmi lesquels on retrouve aussi bien le latex que certains médicaments ou le venin de certains insectes tels que les guêpes ou les abeilles.

Certains spécialistes attribuent la progression fulgurante et alarmante des allergies à deux phénomènes. D'une part, il y a la perméabilité des muqueuses ou, à tout le moins, la trop grande perméabilité des muqueuses (respiratoires, buccales…), voire une modification de la flore intestinale qui laisserait passer certains allergènes dans le sang. Une autre théorie, qui recueille aujourd'hui beaucoup de suffrages, se rapporte à l'hypothèse hygiéniste. Le fait de vivre et d'évoluer dans un environnement de plus en plus aseptisé expliquerait à lui seul une bonne partie de l'augmentation des allergies au cours des dernières décennies.

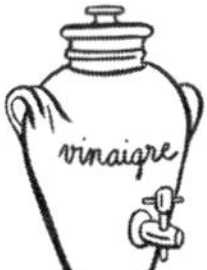

Anémie

1 cuil. à café de vinaigre de cidre • 1 cuil. à café de miel de qualité biologique • 1 verre d'eau tiède

Il existe un remède très simple pour combattre l'anémie : préparez chaque jour un verre d'eau tiède additionnée d'une cuillerée à café de miel biologique et de la même quantité de vinaigre de cidre. Mélangez bien et buvez. Répétez cette opération chaque jour jusqu'à amélioration de votre état.

Mes conseils en plus

La vitamine B12 et l'acide folique présents dans le vinaigre de cidre sont ici des alliés précieux. Une seule précaution : ne buvez pas plus d'un verre de cette préparation par jour.

À titre indicatif, on peut dire que 100 g de vinaigre de cidre contiennent 53 mg de potassium, 8 mg de phosphore, 7 mg de calcium, 5 mg de magnésium et la même quantité de sodium sans oublier, en plus faibles proportions, du manganèse, du fer, du zinc et du cuivre. C'est grâce à cette richesse que le vinaigre de cidre, assez peu utilisé dans nos régions mais très apprécié outre-Atlantique, est souvent considéré comme beaucoup plus intéressant sur le plan médical que les autres vinaigres. À noter encore que le meilleur vinaigre de cidre, sur le plan qualitatif, est celui qui est préparé à base de pommes entières et, bien entendu, de qualité biologique.

L'anémie est caractérisée par une diminution de la concentration en hémoglobine intra-érythrocytaire pouvant entraîner un transport défectueux du dioxygène dans le sang. Les principaux symptômes sont, notamment, la perte de poids, le manque d'appétit, l'asthénie (fatigue intense), la fatigue musculaire, la tachycardie et des palpitations, une pâleur prononcée... En s'aggravant, une anémie peut entraîner des étourdissements et une accélération du rythme cardiaque.

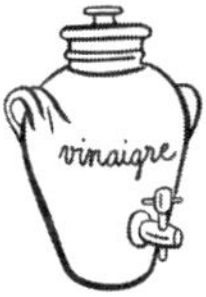

Aphtes (soigner des)

2 cuil. à soupe de vinaigre • eau

Rien de tel qu'un bain de bouche avec un mélange composé de deux cuillerées à soupe de vinaigre délayé dans un verre d'eau tiède pour soigner des aphtes !

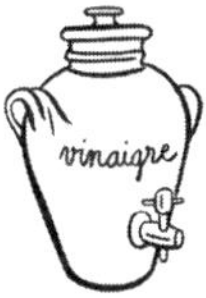

Arthrite (combattre l')

12 cl de vinaigre de cidre • 1 cuil. à café de miel

Selon certaines sources, le vinaigre (et essentiellement le vinaigre de cidre) aura la faculté de ralentir le processus arthritique, du moins quand il est associé au miel. La recette est la suivante : 12 cl de vinaigre de cidre associé à une cuillerée à café de miel. Cette préparation est à consommer tous les deux jours pendant une assez longue période : en effet, pour obtenir un résultat concret, plusieurs semaines de traitement sont nécessaires.

Mes conseils en plus

Depuis quelques années, le vinaigre de cidre gagne – ou regagne – de belles lettres de noblesse. Même s'il peut être utilisé en cuisine, ce sont surtout ses vertus thérapeutiques qui sont souvent mises en évidence. Doux et très léger, titrant environ 5 °d'acide acétique, il est particulièrement riche en minéraux.

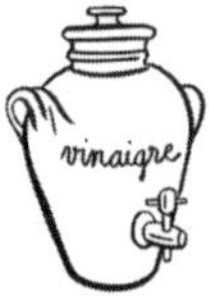

Arthrite (prévenir l’)

vinaigre • jus de pomme • jus de raisin

Voici une recette qui vous aidera à prévenir l’arthrite qui guette chacun de nous avec l’âge : dans un verre, mélangez du vinaigre, du jus de pomme et du jus de raisin, à raison d’un volume de vinaigre pour trois volumes de jus de pomme et cinq volumes de jus de raisin. Buvez cela chaque matin, histoire de partir du bon pied pendant de longues années encore.

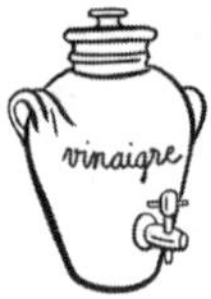

Arthrite (soulager l’)

1 tasse de vinaigre • pétales de roses

Certains préconisent le remède suivant, très agréablement parfumé, pour soulager les parties du corps rendues douloureuses par l’arthrite : versez une tasse de vinaigre dans une casserole et ajoutez-y une généreuse poignée de pétales de roses. Faites bouillir le tout pendant cinq ou six minutes, puis massez les zones douloureuses avec la préparation ainsi obtenue.

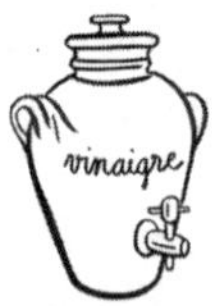

Articulations (soulager les)

vinaigre

Pour soulager momentanément des articulations douloureuses, rien de plus simple : posez un linge propre imbibé de vinaigre sur la zone à soulager et laissez agir pendant un moment.

Mes conseils en plus

Attention : ce remède n'est valable que pour un soulagement passager. Il ne s'agit donc que d'un traitement ponctuel et provisoire. Si les douleurs persistent ou empirent, n'hésitez pas à consulter un médecin compétent.

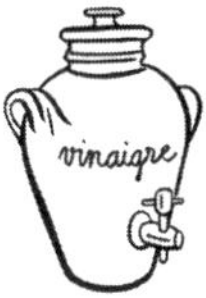

Asthme (combattre l')

1 cuil. à café de vinaigre de cidre • 1 cuil. à café de miel • eau

Pour combattre les crises d'asthme, pensez à vous préparer une boisson composée d'une cuillerée à café de vinaigre de cidre, de la même quantité de miel de qualité biologique et d'un peu d'eau tiède. Buvez cette préparation trois ou quatre fois par jour.

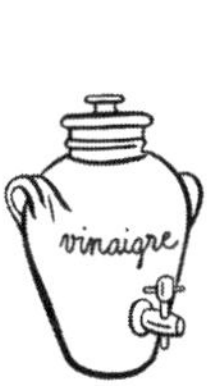

Bain (apaisant)

1 à 2 verres de vinaigre

Après une journée stressante et harassante, un bon bain bien chaud, agréablement relaxant, est souvent le bienvenu. Pour que votre bain soit réellement relaxant, vous pouvez utiliser certaines huiles essentielles. Mais on n'en a pas toujours sous la main et celles-ci sont parfois relativement onéreuses. Tout aussi efficace et nettement plus économique : versez quelques cuillerées à soupe, voire un à deux verres de vinaigre dans l'eau de votre bain. Mélangez, plongez-vous dans l'eau et... profitez pleinement !

Mes conseils en plus

Outre son effet relaxant, ce bain légèrement vinaigré a aussi pour effet de resserrer les pores de la peau et d'améliorer votre tonus général.

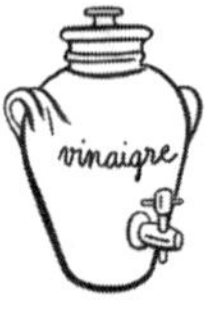

Ballonnements (soulager des)

1 cuil. à soupe de vinaigre • 1 cuil. à soupe de miel • eau

Vous avez fait preuve de gourmandise ? Le repas était fort arrosé ? Bref, vous souffrez de ballonnements ? Voici le remède idéal : versez une cuillerée à soupe de vinaigre et la même quantité de miel liquide de qualité biologique dans un verre d'eau tiède ou chaude. Mélangez et buvez aussitôt. Disparus, les ballonnements !

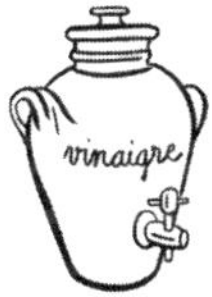

Bronchite (guérir une)

1 cuil. à café de vinaigre de baies de sureau • miel • eau

En cas de bronchite, préparez-vous (ou, encore mieux, faites-vous préparer !) une boisson composée d'une cuillerée à café de vinaigre de baies de sureau mélangé à un peu d'eau légèrement miellée. N'hésitez pas à consommer cette boisson trois ou quatre fois par jour jusqu'à amélioration de votre état.

Mes conseils en plus

Si vous ne trouvez pas de vinaigre de baies de sureau, vous pouvez éventuellement utiliser du vinaigre ordinaire.

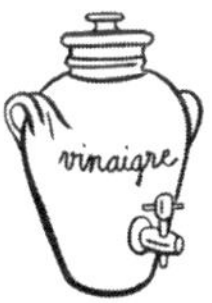

Brûlure (soulager une)

vinaigre • eau

En cas de brûlure légère, une eau très légèrement vinaigrée (à raison de 10 % de vinaigre pour 90 % d'eau) peut soulager la douleur. Une condition, toutefois : cette eau vinaigrée doit être la plus froide possible.

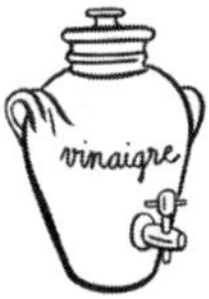

Brûlures d'estomac (prévenir les)

2 cuil. à café de vinaigre • 2 cuil. à café de miel • eau

Pour prévenir d'éventuelles brûlures d'estomac, prenez avant chaque repas un verre d'eau dans lequel vous aurez préalablement dilué deux cuillerées à café de vinaigre et la même quantité de miel liquide de qualité biologique. Simple et efficace.

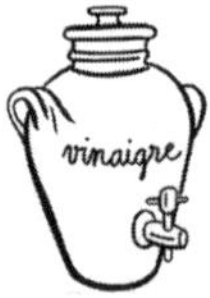

Calculs rénaux (soigner des)

1 cuil. à soupe de vinaigre de cidre • eau

Si vous avez des calculs rénaux dont vous voulez vous débarrasser, buvez quotidiennement, deux à trois fois chaque jour, une boisson composée d'une cuillerée à soupe de vinaigre de cidre dilué dans de l'eau tiède.

Mes conseils en plus

En plus de cette astuce assez efficace, d'autres petits « trucs » pourront aussi vous aider : boire beaucoup d'eau minérale, réduire votre consommation de produits laitiers…

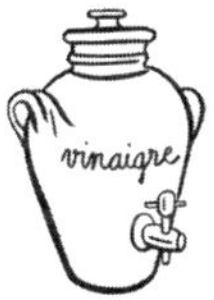

Cataracte (limiter les risques de)

vinaigre

Il semblerait, selon certaines sources, que la prise directe de vinaigre, éventuellement associé à du jus de carottes, limite les risques de cataracte.

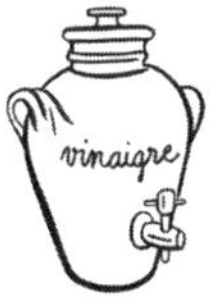

Cholestérol (combattre le)

vinaigre de cidre • miel • eau

Si vous souffrez d'un excès de mauvais cholestérol, n'hésitez surtout pas à prendre chaque jour une boisson composée d'eau, de miel et d'un peu de vinaigre. Buvez-la avant les repas. Au bout d'un certain temps (celui-ci étant variable en fonction de chaque personne et de votre taux de cholestérol), vous devriez revenir à une situation normale.

Mes conseils en plus

Cette astuce fait appel à l'un des composants les plus intéressants du vinaigre de cidre : la pectine. Celle-ci a la faculté de ralentir l'absorption des aliments (solides et liquides) dans l'intestin. Comme elle suit l'appareil digestif de manière relativement lente, elle a le temps d'agglutiner le cholestérol, aidant en cela à son élimination.

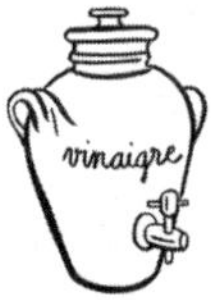

Constipation (soulager la)

2 cuil. à café de vinaigre • eau

Si vous êtes constipé et que vous voulez vous débarrasser naturellement du problème, buvez chaque matin, à jeun et jusqu'à amélioration de votre état de santé, un verre d'eau dans lequel vous aurez préalablement versé deux cuillerées à café de vinaigre.

Mes conseils en plus

Variante : si cette préparation ne vous enthousiasme guère au saut du lit, avant le petit déjeuner, vous pouvez l'adoucir en y incorporant une petite cuillerée de miel liquide. Mélangez bien avant de boire.

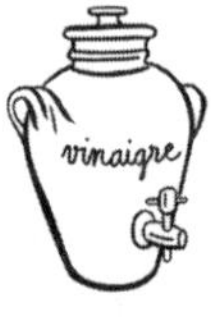

Contusion (soulager une)

vinaigre

En cas de contusion, appliquez le plus rapidement possible une compresse froide généreusement imbibée de vinaigre. Laissez-la en place le plus longtemps possible, jusqu'à ce qu'elle sèche. Cela vous permettra d'atténuer la douleur tout en diminuant les éventuelles enflures.

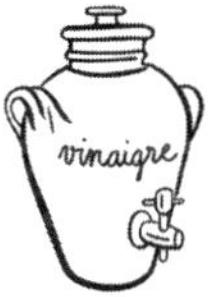

Coup de soleil (soulager un)

vinaigre • eau

Vous venez de vous offrir une petite séance de bronzage sur la plage ou au bord de la piscine et vous constatez que vous avez attrapé un léger coup de soleil. Pour le soulager, rien de tel qu'appliquer une compresse d'eau vinaigrée. Appliquez-la sans frictionner, ce qui aggraverait les choses. Cette compresse va soulager les démangeaisons et, en même temps, va entraver le développement d'éventuelles cloques.

Mes conseils en plus

Une remarque importante : cette astuce, pour efficace qu'elle soit, n'est cependant valable que pour des coups de soleil relativement légers et bénins. Si le coup de soleil est plus important, n'hésitez jamais à consulter un pharmacien ou un médecin.

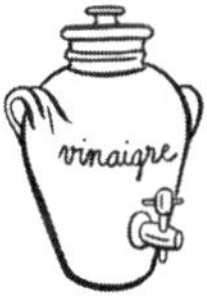

Coupe-faim

vinaigre • eau

Si vous avez décidé d'entamer un petit régime à l'approche de l'été, afin d'être tout à votre avantage en maillot, voici une astuce qui vous rendra bien des services et vous facilitera la vie : avant chaque repas, n'hésitez pas à boire un demi-verre d'eau vinaigrée. Cette boisson va en effet agir comme un coupe-faim, de manière plus naturelle et nettement moins onéreuse que bien des produits (rarement efficaces, qui plus est) conseillés par certains médecins et vendus à prix d'or dans le commerce.

Mes conseils en plus

Attention : le vinaigre ne fera pas tout à lui seul ! Une bonne hygiène alimentaire, un peu d'exercice physique raisonnable… sont les meilleurs moyens de « garder la ligne » et de ne pas succomber au piège de tous ces pseudo-régimes miracles… qui ne sont miraculeux que pour ceux qui les vendent !

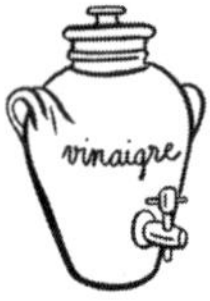

Coupure (soigner une)

vinaigre • bicarbonate de soude • eau

Pour nettoyer une petite coupure, il suffit de la frotter sans excès avec un mélange d'eau et de vinaigre à parts égales. L'action désinfectante du vinaigre fera tout de suite effet. Par contre, si la coupure est nettement plus sale, il ne reste plus qu'une seule solution naturelle. Elle est certes peu agréable car douloureuse, mais elle est d'une efficacité sans faille. Saupoudrez un petit peu de bicarbonate de soude sur la coupure, puis versez par-dessus un petit peu de vinaigre. Dès que le mélange a fini de mousser sur la plaie, plongez celle-ci directement dans un évier ou un récipient rempli d'eau chaude et laissez-la tremper quelques instants.

Mes conseils en plus

Attention : l'action conjuguée du bicarbonate de soude et du vinaigre, pour très efficace qu'elle soit, aura peut-être tendance à vous faire sauter au plafond. Mieux vaut le savoir et y être préparé avant d'entamer ce petit traitement.

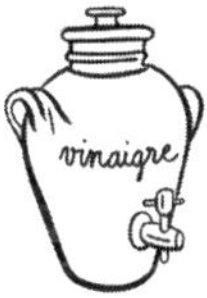

Courbatures (soulager des)

3 tasses de vinaigre de cidre

Pour soulager des courbatures, offrez-vous un bon bain chaud relaxant, dans lequel vous aurez préalablement versé trois tasses de vinaigre de cidre. Profitez-en pendant au moins une demi-heure, tant que l'eau du bain est chaude.

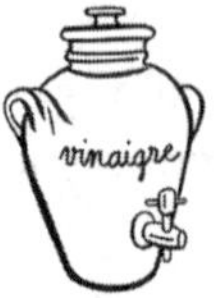

Crampe (soulager une)

vinaigre de cidre • miel • eau

Pour combattre les crampes diurnes ou nocturnes, le mieux est de boire chaque jour, au moment du repas du soir, une boisson composée de vinaigre de cidre, de miel et d'eau. Vous pouvez y ajouter un petit comprimé de calcium, ce qui accentuera l'effet de la boisson vinaigrée.

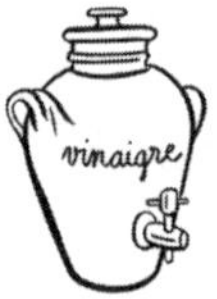

Dents (mal de)

vinaigre

Il n'y a rien de plus agaçant qu'un mal de dents. Pour le soulager rapidement et efficacement, utilisez le vinaigre de deux manières complémentaires. D'une part, appliquez une compresse imbibée de vinaigre sur la joue, du côté où les dents font mal. D'autre part, faites chauffer un peu de vinaigre dans un petit poêlon, versez-le dans un verre et gardez ce vinaigre chaud quelques instants dans la bouche, toujours du côté de la douleur. Recrachez ensuite le vinaigre.

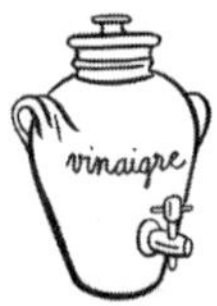

Déshydratation (combattre la)

2 cuil. à café de vinaigre de cidre • 1 cuil. à café de miel • eau

Si vous êtes déshydraté, voici une boisson qui vous fera rapidement énormément de bien : dans un verre d'eau chaude, mélangez deux cuillerées à café de vinaigre de cidre et une cuillerée à café de miel liquide de qualité biologique. Buvez aussitôt.

Mes conseils en plus

Lorsque l'on parle de déshydratation, il y a une donnée qu'il est important de connaître préalablement : le corps humain est composé aux deux tiers d'eau. Cela signifie qu'une personne pesant 70 kilos compte approximativement 45 litres d'eau. Environ 70 % de l'eau est contenue dans les cellules, 20 % autour des cellules et un peu moins de 10 % dans la circulation sanguine. Pour conserver un juste équilibre entre l'eau ingérée et excrétée, une personne en bonne santé, ne souffrant pas de transpiration excessive, doit en principe boire 2 à 3 litres de liquide (avec une nette préférence pour l'eau et une méfiance considérable vis-à-vis de l'alcool, de la bière et des sodas industriels) chaque jour afin de conserver un bon équilibre hydrique et éviter l'apparition de calculs rénaux. Une déshydratation peut survenir lorsque l'approvisionnement en eau de l'organisme s'avère insuffisant. Dans ce cas, même s'il s'agit d'une déshydratation légère, l'organisme va essayer de faire face à cette déshydratation en stimulant les centres de la soif du cerveau. Ce qui doit inciter la personne à boire plus de liquide. Mais si la déshydratation s'aggrave, l'organisme réagit assez rapidement en limitant la transpiration et en diminuant la production d'urine. Si la déshydratation persiste, les cellules vont commencer à mal fonctionner et les tissus du corps vont commencer à se dessécher. Comme ce sont les cellules cérébrales qui sont les plus sensibles à la déshydratation, toute personne affectée peut présenter de la confusion, voire sombrer dans le coma. D'autres problèmes plus ou moins graves peuvent aussi survenir : une baisse du débit cérébral (avec un risque d'hémiplégie), une baisse du débit coronarien (avec un risque d'infarctus du myocarde), une baisse de débit dans les reins (avec un risque d'insuffisance rénale) et une baisse de débit dans les membres inférieurs (ce qui peut, à terme, provoquer la gangrène). En cas de déshydratation légère, le fait de boire de l'eau ou, encore mieux, le breuvage proposé ci-dessus, suffit dans la majorité des cas. Si la déshydratation est plus sévère, d'autres mesures sont à envisager, notamment certaines perfusions à effectuer en milieu médical.

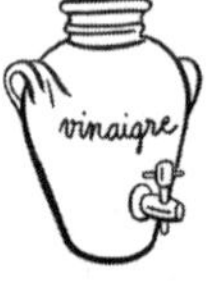

Diarrhée (combattre la)

1 cuil. à café de vinaigre de cidre • 1 cuil. à café de miel

En cas de diarrhée, appelez le vinaigre à la rescousse ! Confectionnez-vous la boisson suivante : dans un verre d'eau, diluez une cuillerée à café de vinaigre de cidre et la même quantité de miel liquide de qualité biologique. Mélangez et buvez. Répétez cette opération cinq à six fois par jour jusqu'à amélioration de votre état.

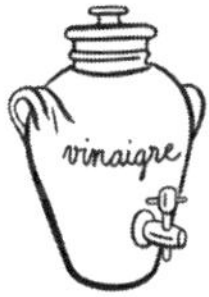

Digestion (améliorer la)

vinaigre

Quelques gouttes du vinaigre de votre choix permettent la plupart du temps de rendre les ingrédients et les préparations gourmandes moins lourds et moins difficiles à digérer. Cette astuce convient aussi bien pour les légumes réputés indigestes (les haricots, notamment) que pour des préparations telles que les gibiers, les poissons frits…

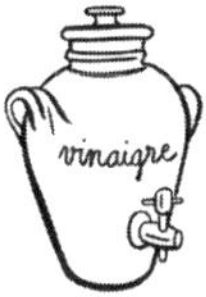

Durillons (soigner les)

vinaigre de cidre • pain rassis

Face aux durillons, voici un remède naturel et efficace : une compresse composée d'un peu de pain rassis imbibé de vinaigre de cidre. Appliquez cette compresse sur les durillons et laissez agir pendant toute la nuit. Dès le lendemain matin, les choses devraient être arrangées au mieux.

Mes conseils en plus

Petite astuce : pour maintenir votre compresse en place au cours de la nuit, vous pouvez l'entourer d'un film de plastique alimentaire bien serré, mais sans excès.

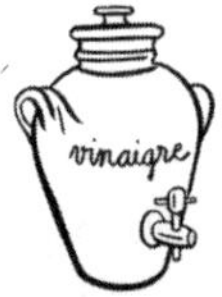

Écorchures (soigner les)

vinaigre • eau

Vous avez taillé vos rosiers et vous vous êtes fait quelques écorchures ? Votre enfant est tombé de vélo et s'est légèrement écorché ? Plus de souci ! Procédez en deux étapes. Dans un premier temps, passez l'écorchure sous l'eau froide courante. Laissez couler l'eau sur l'écorchure tant que le saignement ne s'est pas arrêté. Ensuite, imbibez un linge avec une solution d'eau et de vinaigre à parts égales et tamponnez-en l'écorchure. Ne laissez pas le linge en place, mais contentez-vous de tamponner la petite plaie.

Mes conseils en plus

Cette astuce, rapide, naturelle et facile, fait appel à deux des principales propriétés du vinaigre : il est tout à la fois désinfectant et légèrement cicatrisant.

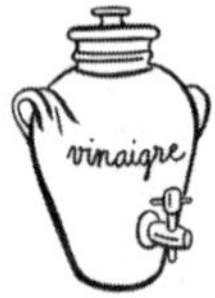

Eczéma (soulager les démangeaisons de l')

vinaigre de cidre • huile naturelle pour bébé

Pour soulager les horripilantes démangeaisons provoquées par de l'eczéma, préparez-vous un bain chaud dans lequel vous ajoutez une dose de vinaigre de cidre et une autre dose d'huile naturelle pour bébé. Mélangez et plongez-vous dans ce délicieux bain qui vous soulagera rapidement.

Mes conseils en plus

La quantité de vinaigre de cidre à verser dans le bain est variable et dépend de la gravité et de l'étendue de l'eczéma. Dans tous les cas, une simple dose d'huile naturelle pour bébé suffit.

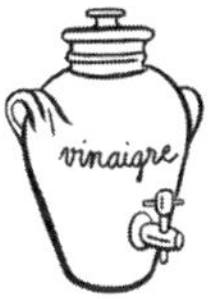

Entorse (soigner une)

vinaigre

Pour soulager une entorse, la toute première chose à faire est de surélever la jambe. Ensuite, l'application de compresses froides imbibées de vinaigre sur les zones à soulager s'avère fort efficace. Pour augmenter cette efficacité, il est possible de les recouvrir d'une feuille de plastique, ce qui a l'avantage de conserver plus longtemps leur humidité.

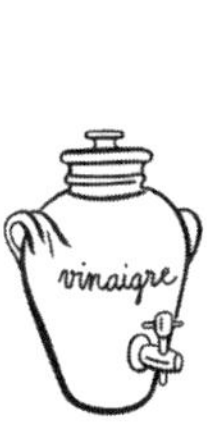

Érythème (soulager l')

2 l de vinaigre blanc • 10 l d'eau

Si vous souffrez d'érythème, il se peut que celui-ci soit causé par une allergie aux savons, lessives et autres détergents industriels. Si tel est le cas, n'hésitez pas à appliquer un petit traitement spécial à vos vêtements. Commencez par effectuer une lessive tout à fait normale et à bien essorer vos vêtements. Ensuite, plongez-les dans un bain composé de 2 litres de vinaigre pour 10 litres d'eau (faites tout de même attention à vos tissus les plus fragiles et délicats). Laissez-les tremper pendant au moins cinq ou six heures, puis suspendez-les sans les essorer préalablement. Voilà un problème qui devrait être résolu, du moins si l'érythème dont vous souffrez est bien causé par les savons et autres lessives ou détergents.

Mes conseils en plus

L'érythème est une lésion dermatologique. C'est d'ailleurs probablement la plus courante de toutes. Elle est essentiellement caractérisée par une rougeur congestive de la peau plus ou moins diffuse ou localisée selon les cas. Généralement, il s'agit de la manifestation externe d'une vasodilatation (on parle alors d'érythème actif), voire d'une accumulation de sang veineux (il s'agit alors d'un érythème passif). Dans l'immense majorité des cas, un érythème ne s'accompagne pas d'autres modifications ou altérations locales.

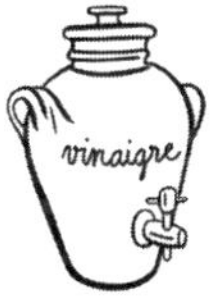

Évanouissement

vinaigre

Faire respirer du vinaigre à une personne qui vient de s'évanouir est souvent le meilleur moyen de la faire revenir rapidement à elle. N'importe quel vinaigre peut faire l'affaire.

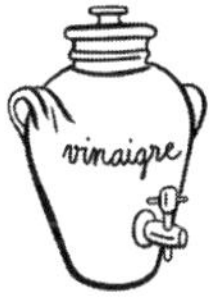

Faim (tromper la)

1 cuil. à café de vinaigre • eau gazeuse

Si vous avez régulièrement des fringales mais que vous ne désirez pas succomber aux tentations gourmandes offertes par les placards de cuisine et le réfrigérateur, la petite recette suivante vous comblera ! Dès que vous sentez que vous devez tromper votre faim, confectionnez-vous le petit cocktail suivant : versez une cuillerée à café de vinaigre dans un verre d'eau gazeuse. Buvez immédiatement. Disparue, la sensation de faim !

Mes conseils en plus

Ce cocktail coupe-faim est parfois aussi recommandé avant les repas principaux, pour éviter de trop manger.

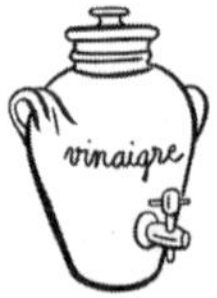

Fatigue (combattre la)

2 cuil. à soupe de vinaigre de cidre • 2 cuil. à café de miel • 1 pincée de piment de Cayenne en poudre • bicarbonate de soude • eau

Pour combattre efficacement une fatigue passagère – ce que l'on appelle parfois communément un « coup de barre » –, versez deux cuillerées à soupe de vinaigre de cidre dans un verre rempli d'eau chaude. Ajoutez-y deux cuillerées à café de miel liquide de qualité biologique, une petite pincée de piment de Cayenne et un tout petit peu de bicarbonate de soude (même pas un quart de cuillère à café). Mélangez bien le tout et buvez lentement.

Mes conseils en plus

D'autres recettes incluant du vinaigre sont aussi de mise lorsqu'il s'agit de combattre la fatigue. Notamment un mélange chinois à base de vinaigre de riz et d'ail. Mais comme celui-ci présente une saveur pour le moins curieuse et inhabituelle pour nos palais occidentaux et qu'il peut éventuellement être difficile à avaler, rien ne vaut la recette présentée ci-dessus.

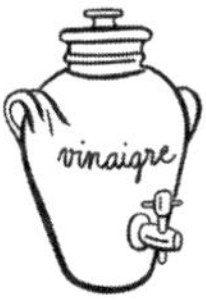

Fièvre (soulager la)

vinaigre • eau

Pour soulager la fièvre, confectionnez une solution composée de vinaigre et d'eau, à raison d'une part de vinaigre pour cinq parts d'eau. Utilisez-la pour faire des compresses. Celles-ci vont rafraîchir le corps (sans le refroidir à l'excès) tout en favorisant l'élimination des toxines.

Mes conseils en plus

De nombreux autres remèdes – parfois un rien fantaisistes et parfois très efficaces – font appel aux vertus fébrifuges du vinaigre. Ainsi, par exemple, le prêtre allemand Sébastien Kneipp (1821-1897, auteur d'un remarquable ouvrage centré sur les méthodes de guérison par l'eau) préconise-t-il de tremper une paire de chaussettes dans un mélange de vinaigre et d'eau à parts égales, puis d'enfiler les chaussettes bien humides. Et de répéter cette opération au fur et à mesure que les chaussettes sèchent, jusqu'à amélioration de l'état de santé.

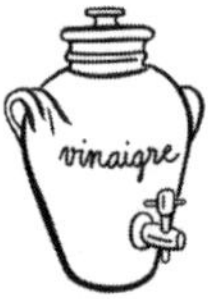

Fortifiant « maison »

1/2 cuil. à café de vinaigre de cidre • 1 cuil. à café de miel • eau

Si vous devez faire face à un stress ou à une fatigue passagère, vous pouvez songer à préparer un fortifiant « maison » à base de vinaigre de cidre. Pour cela, mélangez une demi-cuillerée à café de vinaigre de cidre et une cuillerée à café de miel de qualité biologique dans un verre d'eau tiède. Recommencez ce traitement chaque jour, deux à trois fois par jour, jusqu'à amélioration de votre état.

Mes conseils en plus

L'idéal est de prendre cette boisson quinze ou trente minutes avant un repas.

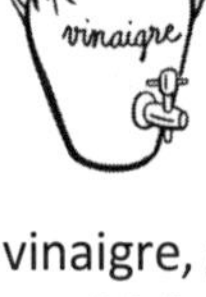

Foulure (soigner une)

vinaigre

Si vous venez de vous fouler la cheville ou le poignet, trempez aussitôt un linge propre dans du vinaigre, puis utilisez celui-ci pour envelopper la zone à soulager. Maintenez en place pendant une douzaine d'heures (toute une nuit, par exemple).

Mes conseils en plus

Pour maintenir le linge imbibé de vinaigre en place, vous pouvez utiliser un film de plastique alimentaire. Avant d'appliquer ce linge, vous pouvez préalablement appliquer de la glace sur la foulure.

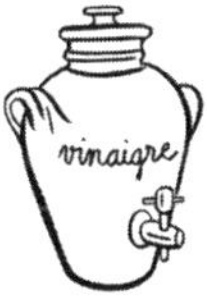

Furoncles (soigner des)

1 cuil. à soupe de vinaigre • 1 cuil. à soupe de miel • eau

Pour faire disparaître des furoncles, mélangez dans un verre d'eau chaude une cuillerée à soupe de vinaigre et la même quantité de miel liquide de qualité biologique. Buvez cette boisson quotidiennement, deux fois par jour, jusqu'à disparition des furoncles.

Mes conseils en plus

Une autre recette préconise d'appliquer sur les furoncles un cataplasme composé de quelques gousses d'ail pelées et écrasées au presse-ail avec un peu de vinaigre blanc.

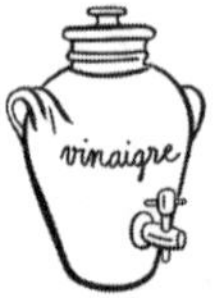

Gingivite (soigner une)

1/2 cuil. à café de vinaigre • 1/2 cuil. à café de sauge séchée • 1/4 de cuil. à café de sel fin • eau

Pour soigner une gingivite, songez aux bains de bouche qui sont toujours d'une réelle efficacité. Dans un verre d'eau très chaude, versez une demi-cuillerée à café de vinaigre, la même quantité de sauge séchée et un quart de cuillerée à café de sel fin. Mélangez bien tous ces ingrédients et utilisez en bain de bouche.

Mes conseils en plus

Surtout, n'avalez jamais cette préparation. Recrachez-la après avoir effectué votre bain de bouche.

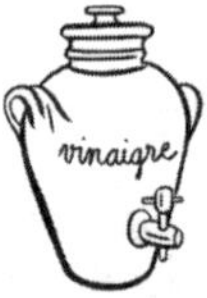

Gorge (mal de)

vinaigre • eau

Si vous souffrez d'un léger mal de gorge, quelques gargarismes effectués avec une eau légèrement vinaigrée devraient vous soulager. Pour cela, privilégiez une eau tiède, plus efficace et agréable que l'eau froide ou très froide.

Mes conseils en plus

Ce petit traitement naturel ne soulage que des maux de gorge légers. S'ils sont plus importants ou accompagnés d'autres symptômes, un traitement différent s'impose.

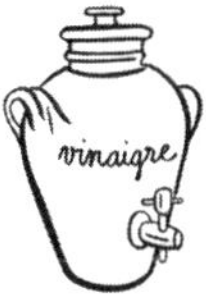

Goutte (soulager une crise de)

vinaigre de sureau • miel • eau

Pour soulager une crise de goutte, prenez chaque jour, et jusqu'à amélioration de votre état, un verre d'eau chaude dans lequel vous aurez mélangé un peu de miel et une cuillerée à café de vinaigre de sureau.

Mes conseils en plus

Si vous souffrez de goutte, il est utile de vous rappeler que votre consommation globale de vinaigre doit être réduite, essentiellement au cours des crises. Le traitement mentionné ci-dessus garde cependant toute son efficacité.

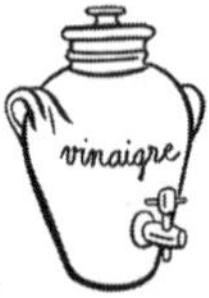

Grippe (combattre la)

1 cuil. à soupe de vinaigre de cidre • 1 cuil. à soupe de jus de citron jaune fraîchement pressé • 2 cuil. à café de miel • 1 petite pincée de piment de Cayenne en poudre • 1 clou de girofle • eau

En cas de grippe, confectionnez-vous un cocktail de la manière suivante : dans un verre d'eau très chaude, versez une cuillerée à soupe de vinaigre de cidre, la même quantité de jus de citron et deux cuillerées à café de miel liquide de qualité biologique. Ajoutez une pincée de piment de Cayenne et un clou de girofle. Mélangez bien tous les ingrédients et buvez, bien chaud. Recommencez ce traitement toutes les deux à trois heures, jusqu'à amélioration sensible de votre état.

Mes conseils en plus

Un autre remède naturel et efficace pour combattre la grippe consiste à confectionner vos propres gouttes nasales « maison ». Faites bouillir de l'eau et laissez-la refroidir complètement. Incorporez-y ensuite du vinaigre à raison de 5 % de vinaigre pour 95 % d'eau. Utilisez ensuite cette préparation comme les gouttes nasales du commerce, environ cinq à six fois par jour, jusqu'à amélioration de votre santé.

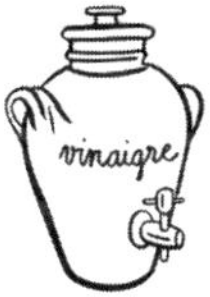

Hémorroïdes (combattre les démangeaisons des)

vinaigre

Rien de plus efficace, pour combattre les horripilantes démangeaisons causées par des hémorroïdes, que l'application sur les zones à traiter d'un coton imbibé de vinaigre. Répétez ce traitement aussi souvent que nécessaire jusqu'à amélioration de votre état.

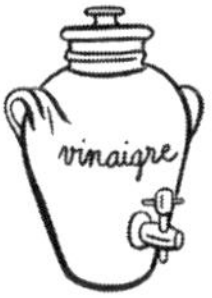

Hoquet (soigner un)

vinaigre de cidre

Pour faire passer un hoquet, vous pouvez toujours attendre que quelqu'un vous surprenne et vous fasse peur. Mais cette technique est probablement plus mauvaise pour le cœur que pour le hoquet… Par contre, si vous voulez jouer la carte de l'efficacité, fiez-vous au vinaigre, et plus particulièrement au vinaigre de cidre. Il vous suffit en effet d'en boire un petit peu. Soit pur, soit dilué.

Mes conseils en plus

Bien entendu, si vous souffrez de gros problèmes gastriques, mieux vaut éviter d'avaler du vinaigre pur.

Même si on en souffre de temps à autre, peu d'entre nous savent exactement ce qu'est le hoquet et quel est son mécanisme. Il s'agit en réalité d'un réflexe respiratoire qui est surtout caractérisé par une succession de contractions respiratoires spasmodiques du diaphragme. En précisant cependant que ces contractions sont totalement involontaires et incontrôlables. Elles sont immédiatement suivies d'un resserrement circulaire de la glotte. Par voie de conséquence, l'arrivée d'air est entravée et celui-ci éprouve de sérieuses difficultés à pénétrer dans la trachée et les poumons. Tout ce processus provoque une vibration des cordes vocales au niveau de l'épiglotte. Survient alors le fameux « hic » caractéristique du hoquet. Certains facteurs peuvent favoriser l'apparition d'un hoquet : un repas trop pantagruélique ou avalé trop rapidement, notamment. Heureusement, dans la toute grande majorité des cas, le hoquet reste passager et relativement bénin. Tout à fait inoffensif, aussi. Dans certains cas, cependant, il peut devenir pathologique et éventuellement nocif pour la santé. Un hoquet chronique « digne de ce nom », si l'on ose ainsi dire, peut durer jusqu'à plusieurs semaines et, dans les cas extrêmes, plusieurs mois. On estime heureusement qu'une seule personne sur cent mille individus peut souffrir de hoquet chronique. Les médecins subdivisent le hoquet en trois catégories distinctes :

– le hoquet bénin, qui ne dure que quelques minutes ;

– le hoquet persistant, qui peut durer 48 heures ;

– le hoquet réfractaire, qui peut durer un mois ou plus.

Pour mettre fin à un hoquet bénin, il convient de calmer les contractions du diaphragme. De nombreuses recettes de grands-mères, dont l'utilisation du vinaigre, permettent d'atteindre cet objectif. Plus généralement, d'autres facteurs permettent de réduire les risques d'attraper le hoquet : diminuer la consommation de tabac et/ou d'alcool, manger plus lentement, manger plus léger…

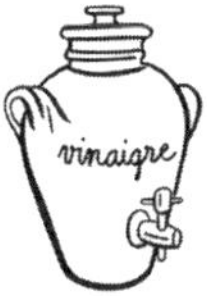

Hypertension (réguler l')

2 cuil. à café de vinaigre de cidre • miel • eau

Pour réguler naturellement une hypertension artérielle, la prise quotidienne d'un petit verre d'eau dans lequel vous aurez dilué un peu de miel et deux cuillerées à café de vinaigre de cidre est fortement conseillée.

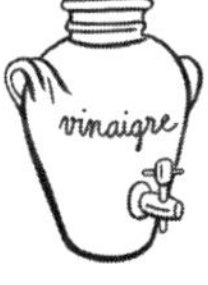

Indigestion (soigner une)

1,5 cl de vinaigre • 1 cuil. à café de thé vert • eau

Le repas était tellement délicieux et vous aviez tellement faim que vous avez beaucoup trop mangé. Et, maintenant, vous avez une indigestion. Pour la soigner, préparez-vous le breuvage suivant : dans un verre d'eau bouillante, versez et mélangez 1,5 cl de vinaigre et une cuillerée à café de thé vert. Laissez macérer pendant quatre ou cinq minutes, puis filtrez la préparation. Buvez-la ensuite en trois fois, en espaçant chaque prise d'environ une heure.

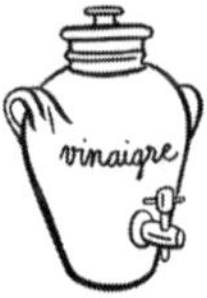

Infection oculaire (soigner une)

vinaigre de cidre • eau

Bien que cela ne soit pas strictement prouvé de manière irréfutable, certaines personnes affirment qu'il est tout à fait possible de soigner des infections oculaires légères grâce au vinaigre de cidre. Et cela en baignant les yeux avec une solution composée de quatre volumes d'eau pour un volume de vinaigre de cidre.

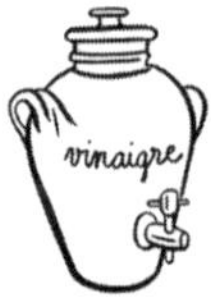

Infections urinaires (prévenir les)

vinaigre de cidre

Pour aider à prévenir les infections urinaires, la prise quotidienne d'une dose de vinaigre de cidre est vivement recommandée.

Mes conseils en plus

Attention : il s'agit exclusivement d'une mesure préventive et non d'un traitement curatif.

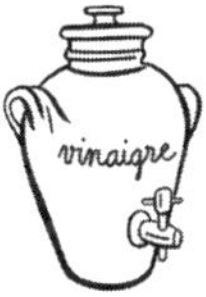

Insomnie (soigner une)

3 cuil. à café de vinaigre • 125 g de miel • 1 l d'eau

Si vous souffrez d'insomnie, voici une petite boisson qui vous permettra d'améliorer vos nuits. Dans un litre d'eau, mélangez 125 g de miel liquide de qualité biologique et trois cuillerées à café de vinaigre. Mélangez bien ces ingrédients et buvez chaque soir un verre de ce breuvage, juste avant d'aller dormir.

Mes conseils en plus

Ce traitement naturel agit sur le long terme : plusieurs semaines (le nombre de semaines dépendant de chaque personne) de prise quotidienne sont nécessaires pour constater des résultats concrets.

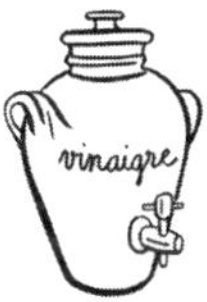

Intoxication alimentaire

vinaigre • eau

Vous souffrez d'une intoxication alimentaire légère ? Voici un remède qui vous fera du bien : buvez un verre d'eau vinaigrée, entamez une diète légère et buvez beaucoup d'eau. Vous devriez rapidement vous sentir mieux.

Mes conseils en plus

Attention : s'il s'agit d'une intoxication alimentaire plus grave, ou si les symptômes persistent, n'hésitez pas à demander un avis médical.

Globalement, les intoxications alimentaires résultent de l'ingestion de virus ou de bactéries qui contaminent certains aliments. Selon les statistiques, dans la majorité des cas, l'intoxication alimentaire est directement causée par un manque d'information sur les comportements et les aliments à risque. Ainsi, par exemple, le nombre de personnes lisant les étiquettes accolées aux produits alimentaires (date de péremption, mode idéal de conservation…) serait inférieur à 20 % des consommateurs.

D'une manière générale, les symptômes d'une intoxication alimentaire sont toujours les mêmes, et cela quelle que soit la source de cette intoxication. Les principaux symptômes sont des nausées, des vomissements, des crampes abdominales, de la fatigue, une déshydratation, de la diarrhée (parfois sanglante), voire dans certains cas, de la fièvre élevée (pouvant atteindre 40 °C) et des maux de tête. Ces symptômes apparaissent quelques heures après l'ingestion des aliments contaminés, ou au bout de 24 à 48 heures seulement. Dans de nombreux cas, ils disparaissent heureusement d'eux-mêmes au bout d'une période comprise entre deux et cinq jours. Le remède proposé ci-dessus accélère le processus de rétablissement.

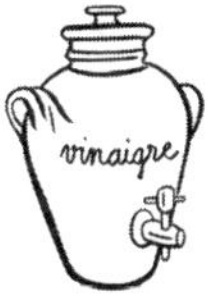

Ivresse (soulager l')

vinaigre

Une recette ancestrale utilise le vinaigre pour estomper les effets de l'ivresse. La plus efficace manière de procéder, paraît-il, est d'imbiber un linge de vinaigre et de l'appliquer aussitôt sur le scrotum.

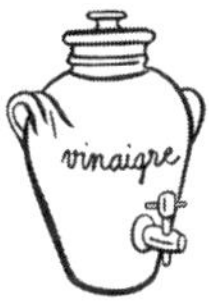

Jambes lourdes (soulager les)

vinaigre de cidre • eau

Si vous avez les jambes lourdes, utilisez le vinaigre de cidre de deux manières complémentaires. D'une part, accordez-vous chaque jour une pause d'au moins une demi-heure. Enveloppez vos jambes dans un linge propre imbibé de vinaigre de cidre, et étendez-les en les surélevant légèrement. Profitez de cette pause pour déguster un verre d'eau tiède additionnée d'un peu de vinaigre de cidre.

Mes conseils en plus

Il faut attendre quelques semaines de traitement suivi et continu avant de constater une amélioration sensible de votre état.

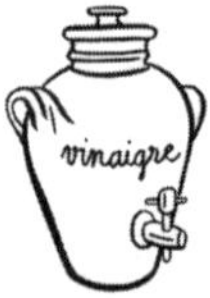

Mal de tête

vinaigre

Un linge propre généreusement imbibé de vinaigre et appliqué sur la zone douloureuse est efficace pour faire disparaître un mal de tête occasionnel. N'hésitez pas à le conserver en place le plus longtemps possible. S'il sèche trop vite, recommencez la même opération.

Mes conseils en plus

Ce remède se montre fort efficace pour soulager un mal de tête occasionnel. Il ne convient cependant pas dans le cas de migraines chroniques.

Une migraine n'est pas un mal de tête et inversement. On parle de migraine lorsque les éléments suivants sont réunis à plusieurs occasions (au moins cinq à six fois) :

– la durée de la crise oscille entre 4 et 72 heures ;

– la localisation est unilatérale (c'est-à-dire située d'un côté de la tête), la douleur est dite « pulsatile » (c'est-à-dire que cela « tape » dans la tête) et est aggravée par l'effort physique (certaines tâches quotidiennes aussi simples que monter un escalier peuvent être affectées…) ;

– certains symptômes associés apparaissent, tels que nausées, vomissements, sensibilité au bruit et/ou à la lumière…

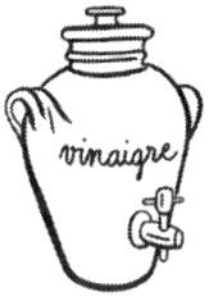

Mémoire (améliorer la)

1 cuil. à café de vinaigre de cidre • eau

Pour améliorer votre mémoire au quotidien, rien ne vaut la prise d'un petit verre d'eau tiède dans lequel vous avez versé une cuillerée à café de vinaigre de cidre. Buvez cette « potion magique » avant chaque repas.

Mes conseils en plus

Il faut bien noter que cette petite recette ne combattra pas les effets dévastateurs de certaines pathologies, telles que la maladie d'Alzheimer, par exemple. Il s'agit plutôt d'un excellent traitement préventif contre les pertes et les trous de mémoire.

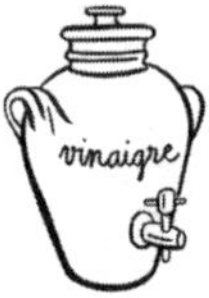

Musculature (douloureuse)

vinaigre de cidre

Après un effort intense (une longue séance sportive, par exemple), un bain chaud et relaxant, ou une longue douche chaude, est toujours agréable. Par contre, si la douleur musculaire vous semble inexpliquée, n'hésitez pas à faire des compresses de vinaigre de cidre et appliquez-les sur les zones douloureuses. Bien entendu, si les douleurs persistent, n'hésitez pas à demander un avis médical compétent.

Mes conseils en plus

Vous pouvez remplacer le vinaigre de cidre par du vinaigre de vin. Pour cette astuce, la qualité du vinaigre est prépondérante, plus encore que son origine (vinaigre de cidre, de vin…).

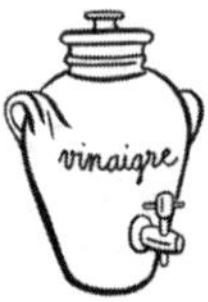

Mycoses (éliminer les)

vinaigre • eau

En cas de mycoses, vous pouvez agir naturellement de deux manières complémentaires. D'une part, vous pouvez appliquer de l'eau vinaigrée sur ces tout petits champignons et, d'autre part, vous pouvez également boire chaque matin un demi-verre d'eau légèrement vinaigrée. Du moins si vous vous sentez le courage d'ingurgiter une telle potion au petit déjeuner…

Profitez-en aussi pour nettoyer et désinfecter les vêtements qui auraient été en contact avec les mycoses (chaussettes, sous-vêtements…) en les faisant tremper dans une eau vinaigrée avant de les laver de la manière classique. Faites toutefois attention aux matières les plus délicates.

Mes conseils en plus

Gênantes et pouvant être contagieuses, les mycoses sont des infections provoquées par de minuscules champignons, par des levures parasites ou par des saprophytes. Les deux principales mycoses sont :

– les candidoses qui affectent essentiellement les muqueuses et la peau (notamment les parties génitales) ;

– les dermatophytoses qui peuvent affecter les cheveux, la peau et les ongles.

Cela dit, les champignons peuvent aussi affecter certaines parties internes, et surtout les poumons, où ils provoquent une infection comparable à une pneumonie ou à une tuberculose pulmonaire. Souvent, ces infections surviennent chez des personnes ayant un système immunitaire déficient, ou dont le système immunitaire a été détruit par des radiations ou par certains médicaments anticancéreux.

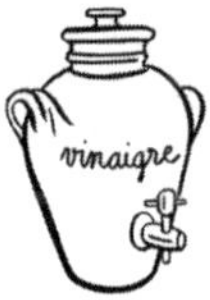

Nervosité (calmer la)

1 cuil. à café de vinaigre de cidre • 1 cuil. à café de miel • 1 tasse de tisane

Si vous avez tendance à être nerveux, préparez-vous une boisson composée d'une tasse de tisane dans laquelle vous aurez mélangé une cuillerée à café de miel liquide de qualité biologique et la même quantité de vinaigre de cidre.

Mes conseils en plus

Pour la composition de la tisane, privilégiez un mélange de sauge, de romarin, de passiflore et de lavande.

Ce traitement est efficace sur le long terme et les premiers résultats se font concrètement sentir après deux mois de prise quotidienne. Ce même remède donne également des résultats satisfaisants pour les enfants dits hyperactifs qu'il est toujours préférable de ne pas droguer à grands coups de médicaments.

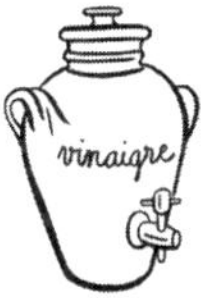

Nez (bouché)

1 cuil. à café de vinaigre

Si vous avez le nez bouché, voici une astuce plus efficace que n'importe quelles gouttes nasales : versez une cuillerée à café de vinaigre pur dans la bouche et faites-le rouler sous la langue, avant d'avaler.

Mes conseils en plus

Certes, il s'agit là d'une sorte de traitement « choc ». Avaler une cuillerée de vinaigre peut en rebuter plus d'un d'entre vous. Mais l'efficacité est bel et bien au rendez-vous. Et comme l'on dit généralement, « aux grands maux, les grands remèdes » !

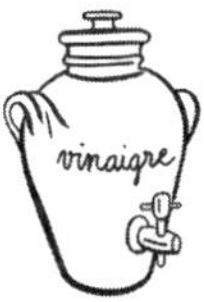

Nez (saignements de)

vinaigre

Les saignements de nez ne seront plus qu'un mauvais souvenir si vous appliquez un tampon imbibé de vinaigre.

Mes conseils en plus

Le vinaigre possède non seulement un pouvoir anticoagulant, mais, curieusement, aussi de réelles propriétés antihémorragiques qui s'avèrent bien utiles dans ces circonstances.

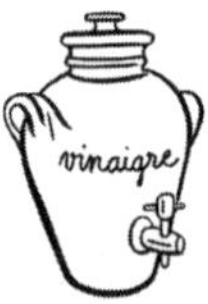

Otite (prévenir et soigner une)

vinaigre • eau

Si vous (ou votre enfant) avez tendance à avoir des otites, voici un traitement préventif qui vous donnera certainement satisfaction. Confectionnez une préparation à parts égales de vinaigre et d'eau bouillie. Instillez-en un peu dans chaque oreille, juste avant d'aller dormir.

Mes conseils en plus

Il faut souligner que ce traitement est prioritairement destiné à prévenir les otites, mais il peut aussi les soigner en le répétant plusieurs fois par jour, jusqu'à amélioration de l'état de santé.

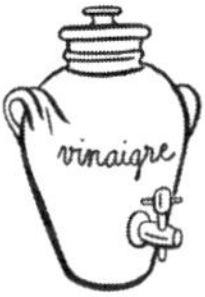

Pied (d'athlète)

vinaigre de cidre

Ce que l'on appelle le « pied d'athlète » peut être soulagé grâce au vinaigre de cidre. Chaque jour, matin et soir, frictionnez la zone atteinte avec du vinaigre de cidre, jusqu'à amélioration de votre état de santé. Complémentairement, vous pouvez aussi faire tremper pendant environ trente minutes vos chaussettes ou bas dans de l'eau vinaigrée, à raison de cinq parts d'eau pour une part de vinaigre. Lavez-les ensuite de la manière classique.

Mes conseils en plus

Ce que l'on appelle couramment le « pied d'athlète » et ce que les médecins appellent plutôt « dermatophytose des pieds » n'est rien d'autre qu'une infection cutanée des pieds généralement causée par un champignon. Très répandu sous les climats tropicaux (chauds et humides), il vit sur la peau (et plus spécifiquement sur la kératine) des pieds.

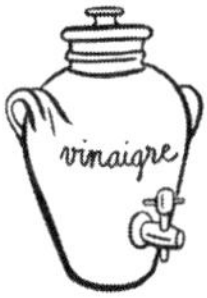

Pieds (gonflés)

vinaigre

Si vous venez d'effectuer une longue marche, il y a de fortes chances pour que vous ayez les pieds gonflés. Pour les soulager et vous offrir un réel moment de détente et de bien-être, offrez-leur un bain à l'eau froide vinaigrée. Effet apaisant et délassant garanti !

Mes conseils en plus

À noter que ce traitement naturel, pour efficace et délassant qu'il soit, ne sera pas d'une grande utilité si le gonflement des pieds est causé par une insuffisance veineuse. Dans ce cas, un avis médical reste essentiel.

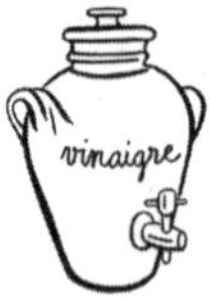

Pieds (sudation des)

vinaigre • eau

Certaines personnes transpirent énormément des pieds, ce qui est pour le moins désagréable. Pour remédier à ce problème, trempez vos pieds chaque jour dans une eau vinaigrée, à raison de deux tiers d'eau pour un tiers de vinaigre. Profitez de ce bain de pieds pendant quinze à vingt minutes.

Mes conseils en plus

La transpiration régulière permet au corps de se maintenir à la bonne température lorsqu'il fait chaud, la sueur assurant alors le refroidissement de la peau. Mais lorsqu'elle est excessive, elle peut devenir franchement gênante, tant pour soi que pour les autres. Dans la majorité des cas, la transpiration excessive est causée par l'activité exagérée des glandes sudoripares.

Plus spécifiquement, le pied est une mécanique sollicitée en permanence et relativement complexe, composée d'environ vingt muscles, d'une trentaine d'os et d'autant d'articulations, d'une centaine de nerfs et de ligaments et de pas moins de sept mille terminaisons nerveuses.

Les pieds peuvent sentir car de fort nombreuses glandes sudoripares sont nichées sous la plante des pieds. Elles jouent un rôle de thermostat et permettent de réguler la chaleur qui est provoquée par la température extérieure, mais également par les innombrables frottements qui échauffent le pied. Phénomène aggravant : les pieds sont souvent enfermés dans des chaussures (voire des bottines ou des bottes) et emmitouflés dans des chaussettes synthétiques. Autant d'éléments qui empêchent les pieds de respirer normalement, qui augmentent leur température et, par voie de conséquence, la transpiration. Les pieds deviennent alors moites et des odeurs toujours désagréables ne manquent pas d'apparaître.

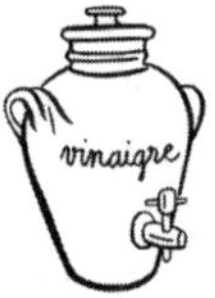

Piqûres (soulager les)

vinaigre

Si vous devez faire face à des piqûres d'insectes, voici comment procéder de manière efficace et naturelle : tamponnez ces piqûres avec du vinaigre pur (de préférence) ou éventuellement du vinaigre dilué dans de l'eau. Un traitement effectué rapidement après la piqûre d'insecte est toujours plus efficace.

Mes conseils en plus

Si, appliqué rapidement, ce traitement est efficace contre les piqûres d'insectes, il l'est tout autant pour les piqûres de méduses ou de poissons venimeux. Ce qui intéressera, bien entendu, tous les adeptes de la plongée libre et de la plongée sous-marine.

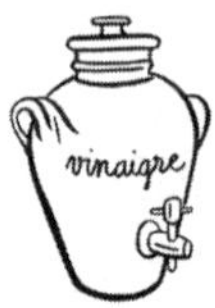

Psoriasis (soigner un)

vinaigre de cidre

Pour soigner un psoriasis, appliquez chaque jour du vinaigre de cidre sur les zones à traiter, jusqu'à amélioration de votre état.

Mes conseils en plus

On connaît fort mal l'origine précise du psoriasis. Tout juste sait-on actuellement qu'il s'agit d'une maladie de la peau partiellement d'origine génétique et qu'elle touche 1 à 3 % de la population. Dans sa forme la plus bénigne, le psoriasis se concentre sur le cuir chevelu, les mains et les pieds, les ongles, les genoux et les coudes. Dans sa forme la plus grave, il peut s'étendre à la totalité du corps. Comme son origine, ses causes précises demeurent aujourd'hui encore inconnues. Les scientifiques estiment que l'environnement et l'alimentation peuvent jouer un rôle important, de même que le stress ou la prise de certains médicaments (les bêtabloquants sont souvent montrés du doigt) qui peuvent favoriser les « poussées » de psoriasis. Outre son effet franchement inesthétique, le psoriasis a également d'autres influences sur la vie courante et la santé : ainsi, les porteurs de psoriasis auraient une tendance plus marquée à l'infarctus du myocarde (cette tendance augmentant avec l'ampleur du psoriasis).

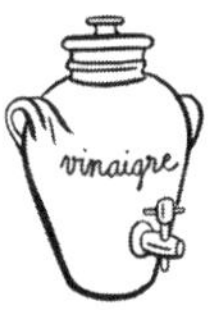

Règles (abondantes)

2 cuil. à café de vinaigre de cidre

Si vous êtes une habituée des règles abondantes, buvez chaque jour deux cuillerées à café de vinaigre de cidre, et cela en même temps que les repas. Cela devrait diminuer les pertes de sang.

Mes conseils en plus

Si avaler du vinaigre de cidre ne vous tente guère, vous pouvez l'agrémenter d'un peu de miel liquide de qualité biologique. Cela change le goût, mais pas l'efficacité de ce petit remède.

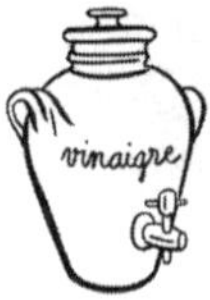

Rhume (des foins)

2 cl de vinaigre • 20 cl de lait • miel

Si vous êtes régulièrement victime du redoutable rhume des foins, entamez un peu avant la saison fatidique des allergies le traitement suivant : dans un verre de 20 cl de lait, mélangez 2 cl de vinaigre et ajoutez-y une dose (plus ou moins généreuse, en fonction de votre goût) de miel liquide de qualité biologique. Mélangez ces ingrédients jusqu'à obtention d'une consistance similaire à celle d'un yaourt artisanal. Buvez ce breuvage chaque matin et chaque soir pendant toute la période du rhume des foins, en débutant le traitement un peu à l'avance.

Mes conseils en plus

Vous pouvez commencer ce traitement deux à trois semaines avant le début de la saison du rhume des foins. Si vous utilisez un miel de votre région, vous vous immuniserez encore plus efficacement contre les pollens locaux.

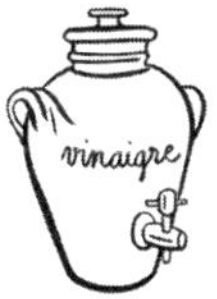

Rhume (guérir un)

1 cuil. à soupe de vinaigre de cidre • 1 cuil. à café de miel • 1 à 2 cuil. à soupe de jus de citron jaune fraîchement pressé • 1/3 de cuil. à café de piment en poudre • eau

Dès que vous sentez que vous avez attrapé un rhume, confectionnez-vous un petit remède à base de vinaigre de cidre. Dans un verre d'eau chaude, versez une cuillerée à soupe de vinaigre de cidre, une cuillerée à café de miel liquide de qualité biologique et du jus de citron. Ajoutez ensuite le piment en poudre, mélangez et buvez à votre aise.

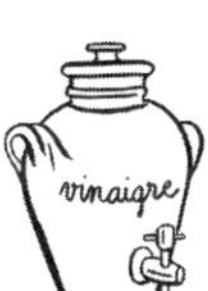

Rhume (prévenir le)

50 cl de vinaigre • 100 g de gingembre frais • 100 g d'ail

À l'approche de la mauvaise saison, vous pouvez vous prémunir contre les rhumes en sollicitant, une fois de plus, le vinaigre. Pour cela, versez 50 cl de vinaigre dans un bocal muni d'un couvercle et ajoutez-y 100 g de gingembre frais et la même quantité d'ail pelé. Fermez bien hermétiquement et laissez macérer le tout, au sec et à l'ombre, pendant quatre à cinq semaines. Ensuite, tous les jours avant chaque repas, buvez 1 à 2 cl de ce mélange.

Mes conseils en plus

Attention : ce remède est exclusivement préventif et ne guérit pas un rhume déjà installé.

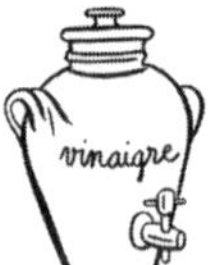

Sinusite (soulager une)

2 tasses de vinaigre de cidre

Pour soulager une sinusite et améliorer votre respiration, procédez à des inhalations de vinaigre. Versez deux tasses de vinaigre de cidre dans une casserole et faites chauffer jusqu'à ce que de la vapeur commence à s'échapper. Inhalez ensuite cette vapeur de la manière classique et répétez ce traitement aussi souvent que nécessaire.

Mes conseils en plus

En principe, ce traitement dégagera vos narines pendant quatre à six heures environ. Attention : ces inhalations sont particulièrement fortes et même, comme l'on dit familièrement, franchement décoiffantes ! Autant être prévenu…

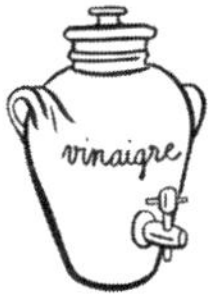

Tonus (baisse de)

2 cuil. à soupe de vinaigre de cidre • 1 cuil. à café de miel • eau

Si vous constatez une baisse de tonus, préparez-vous tout de suite la boisson suivante : dans un verre d'eau tiède, mélangez deux cuillerées à soupe de vinaigre de cidre et une cuillerée à café de miel liquide de qualité biologique. Savourez cette préparation avant chaque repas de la journée (soit trois fois par jour), jusqu'à ce que vous constatiez un retour en force de votre tonus.

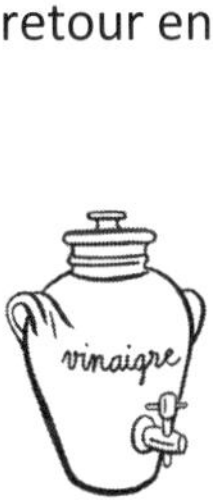

Toux sèche (calmer la)

vinaigre de cidre

Si, en cours de nuit, vous êtes régulièrement sujet aux toux sèches, prenez la précaution d'humecter sans excès votre taie d'oreiller avec un petit peu de vinaigre de cidre. Cela fera effet très rapidement.

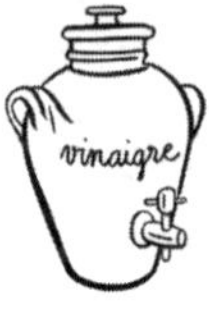

Turista

1 cuil. à café de vinaigre • eau

Encore appelée « diarrhée du voyageur », la célèbre turista a malheureusement déjà gâché plus d'un voyage ou plus d'une croisière. C'est même devenu un mal classique dans certains pays touristiques. Cependant, vous éviterez quasiment tout risque de turista en buvant, avant chaque repas, un verre d'eau vinaigrée, à raison d'une cuillerée à café de vinaigre par verre d'eau. Si le vinaigre blanc est déjà salutaire, le vinaigre de cidre est encore plus efficace.

Mes conseils en plus

Que ce remède ne vous empêche pas de respecter les plus élémentaires notions de prudence : ne pas boire l'eau du robinet, éplucher tous les fruits…

Contrairement à ce que certains voyageurs peuvent parfois imaginer, la tristement célèbre turista n'est en aucun cas due à un changement de régime alimentaire, à un changement de climat ou à la fatigue du voyage. Elle a toujours une origine infectieuse, souvent bactérienne (colibacille, shigelles, salmonelles…), parfois parasitaire, mais rarement virale. D'après les statistiques, certains pays semblent plus potentiellement « dangereux » que les autres. Il s'agit, notamment, de l'Inde, de l'Espagne, du Portugal… (pour les salmonelles), de l'ensemble de l'Amérique du Sud, du Proche-Orient, de l'Indonésie… (pour les colibacilles entérotoxiques), ou encore de la Tunisie, de l'Égypte… (pour les shigelles).

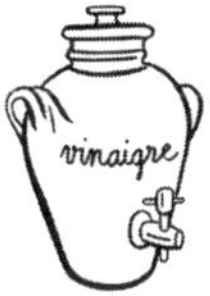

Varices

vinaigre de cidre • eau

Si vous avez des varices, utilisez le vinaigre de cidre de deux manières complémentaires. D'une part, accordez-vous chaque jour une pause d'au moins une demi-heure. Enveloppez vos jambes dans un linge propre imbibé de vinaigre de cidre, et étendez-les en les surélevant légèrement. Profitez de cette pause pour déguster un verre d'eau tiède additionnée d'un peu de vinaigre de cidre.

Mes conseils en plus

Il faut attendre quelques semaines de traitement suivi et continu avant de constater une amélioration sensible de votre état.

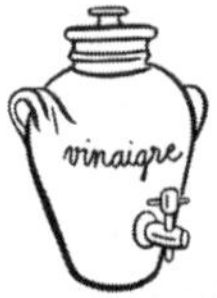

Verrue (élimination d'une)

25 cl de vinaigre • 3 ou 4 citrons jaunes biologiques

Plusieurs méthodes saines et naturelles permettent de faire disparaître les verrues. Certains vous recommanderont l'argile verte montmorillonite. D'autres préconiseront plutôt l'utilisation du bicarbonate de soude. Le vinaigre semble cependant faire l'unanimité. Comment procéder ? Zestez des citrons jaunes de qualité biologique certifiée, puis faites macérer ces écorces dans 25 cl de vinaigre pendant environ une semaine. Ensuite, badigeonnez les verrues avec cette préparation, deux fois par jour, jusqu'à disparition.

Mes conseils en plus

Sur un plan strictement médical, les verrues sont des tumeurs cutanées bénignes, non cancéreuses, qui peuvent apparaître sur diverses parties du corps : les pieds, les mains, les genoux, le visage…et même sur les organes génitaux. Elles ont pour origine une infection de la peau causée par un virus (papillomavirus humain ou HPV) dont on ne dénombre pas moins d'une cinquantaine de types différents, certains faisant apparaître plus volontiers les verrues que d'autres. Selon diverses sources, il semble généralement admis que les verrues apparaissant sur les mains, les coudes et les genoux proviennent plutôt de microtraumatismes, alors que les verrues touchant les pieds seraient dues aux sols des piscines, des salles de sport et de leurs vestiaires ; et cela en vertu du fait que le HPV s'introduirait plus facilement dans un épiderme gorgé d'eau. Dans environ 60 % des cas, les verrues disparaissent spontanément, sans recours à un traitement, dans les deux ans suivant leur apparition. Certains recommandent des traitements chimiques, d'autres des traitements physiques. Mais existe-t-il quelque chose de plus sain qu'un traitement naturel ?

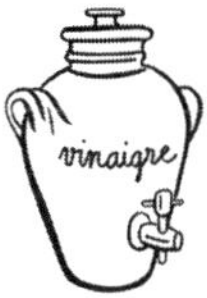

Vertiges (apaiser les)

vinaigre

Pour dissiper un vertige, le plus facile et le plus rapide est de respirer du vinaigre.

Mes conseils en plus

Attention : le vinaigre va atténuer, voire faire disparaître l'état de vertige. Mais il ne s'attaquera pas à la cause profonde des vertiges. Un avis médical est, à ce stade, intéressant à obtenir.

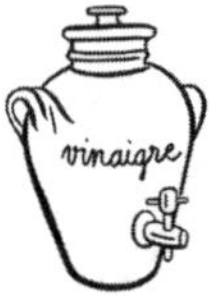

Vomissements (soulager des)

vinaigre de cidre

Pour apporter un soulagement très rapide si vous souffrez de vomissements, songez à appliquer sur votre estomac un linge propre imbibé de vinaigre de cidre légèrement tiédi. Laissez agir le plus longtemps possible et n'hésitez pas à renouveler le traitement plusieurs fois de suite, au fur et à mesure du refroidissement du vinaigre.

Mes conseils en plus

Attention : le vinaigre de cidre va bel et bien soulager vos vomissements. Mais il ne va pas s'attaquer à l'origine du problème qu'il conviendra de traiter par ailleurs.

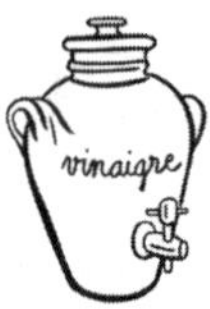

Voyage (mal de)

vinaigre de cidre

Peut-être faites-vous partie de ces personnes, fort nombreuses en fait, qui souffrent de ce que l'on appelle couramment le « mal de voyage » ou encore « mal des transports ». En clair, vous ne supportez pas les voyages en avion (surtout le décollage et l'atterrissage), en bateau, en car ou même en voiture. Vous transpirez, vous avez des nausées. Bref, tout voyage devient un véritable calvaire.

Pour vous soulager, essayez cette petite astuce toute simple : appliquez sur votre front une compresse imbibée de vinaigre de cidre. Cela peut vous paraître surprenant, et pourtant les résultats sont souvent spectaculaires, avec notamment une disparition des nausées.

Mes conseils en plus

Autre possibilité : le vinaigre de cidre peut être remplacé par un vinaigre de vin.

On a constaté que les femmes et les jeunes enfants âgés de 2 à 12 ans sont les plus sensibles au « mal de voyage ». Ce problème, particulièrement handicapant, est provoqué par l'envoi au cerveau d'informations contradictoires sur les vues et les directions ressenties. Ce phénomène peut encore être aggravé si, par exemple, vous lisez en voiture, surtout sur un parcours sinueux. Alors que le regard se fixe sur un objet fixe (un journal, une revue, un guide touristique…), l'organe d'équilibre enregistre pour sa part les mouvements imprimés par les courbes et les virages. Pour le cerveau qui enregistre ces diverses informations, il s'agit là de signaux totalement illogiques, voire contradictoires. Conséquence immédiate : le désormais célèbre « mal des transports » ! Ses principaux symptômes sont des maux de tête, des nausées, mais aussi une très forte transpiration, une désagréable sensation de panique, des maux de ventre, des palpitations, voire une envie de vomir. Dès que la situation redevient normale et que le cerveau reçoit des informations cohérentes, ces symptômes disparaissent rapidement.

D'avis unanime, le moyen le plus efficace de combattre le « mal de voyage » est… de voyager ! Cela peut paraître surprenant, et pourtant ! Au fur et à mesure des voyages, le cerveau va s'habituer à recevoir des informations sensorielles contradictoires, faisant ainsi peu à peu disparaître ce désagrément. D'autres petites astuces peuvent aussi vous être utiles :

– dans une voiture, asseyez-vous à l'avant. Soyez de préférence le conducteur ou, à défaut, installez-vous sur le siège passager ;

– dans un car, installez-vous aussi le plus en avant possible, et toujours dans le sens de la marche ;

– dans un avion, privilégiez les sièges situés au niveau des ailes ;

– sur un bateau, le meilleur endroit se trouve toujours le plus possible au milieu de la longueur du navire, juste au-dessus du niveau de l'eau et dans le sens de la navigation ;

– dans tous les cas, dirigez votre regard vers l'horizon ;

– n'hésitez jamais à vous occuper l'esprit. Si la lecture est déconseillée, d'autres occupations (telles que des jeux pouvant être réalisés en voiture, par exemple) sont à privilégier ;

– quel que soit le mode de transport, assurez-vous de bénéficier d'une bonne ventilation (ce qui est malheureusement rarement le cas en avion car les compagnies donnent des instructions aux équipages pour limiter fortement les ventilations… et donc les consommations et coûts liés au carburant, au détriment du confort des passagers) ;

– ne voyagez jamais l'estomac vide. Mangez léger et sain (pas de nourriture trop lourde et/ou trop grasse, pas de boissons alcoolisées…) avant d'entamer le voyage. Pendant le voyage, buvez de l'eau en suffisance et n'hésitez jamais à manger un fruit (une pomme, une banane…) ou un snack léger et digeste.

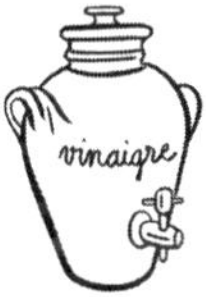

Zona (soigner un)

vinaigre de cidre

Pour soigner un zona, appliquez, toutes les deux heures environ, du vinaigre de cidre sur chaque plaie. Cela facilitera grandement la cicatrisation.

Mes conseils en plus

Le zona est une infection dermatologique virale relativement fréquente, causée par le même virus que celui de la varicelle. L'affection peut cependant se compliquer de douleurs qui, dans certains cas, deviennent chroniques. L'apparition d'un zona semble plus fréquente chez les personnes âgées ainsi que chez celles immunodéprimées. Il existe trois principales formes de zona : le zona intercostal (probablement le plus fréquent), le zona ophtalmique et le zona otitique qui développe souvent de nombreuses complications.

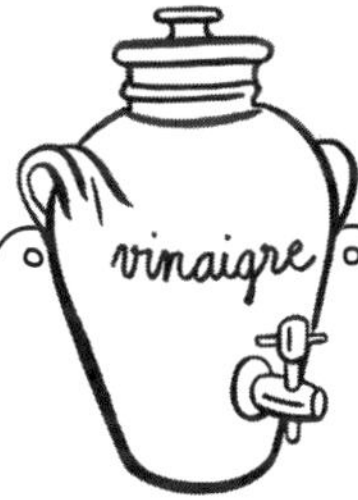

Maison et jardin

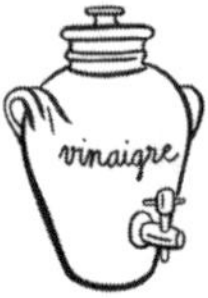

Adhérence (manque d')

vinaigre blanc

Avec le temps, il arrive fréquemment que certains objets caoutchoutés (ou assimilés) se mettent à glisser tout seuls. C'est, entre autres, le cas des bottes sur le trottoir. Cette perte d'adhérence est normale et s'explique essentiellement par le fait que la surface caoutchoutée devient poussiéreuse. Ou parce qu'elle s'use. Si vous voulez retrouver une certaine adhérence, passez cette surface au vinaigre blanc. Cela lui rendra, au moins momentanément, une certaine adhérence.

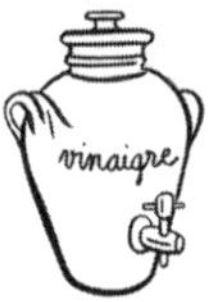

Adoucissant « maison »

1 ou 2 cuil. à soupe de vinaigre blanc

Comme vous faites régulièrement vos courses et tout aussi régulièrement des lessives, vous le savez bien : les adoucissants industriels que l'on trouve dans le commerce sont horriblement chers. En tout cas, ils sont souvent plus chers que réellement efficaces. Et c'est sans même évoquer leur composition chimique… Vous ne le saviez peut-être pas encore, mais il est très facile de remplacer ces produits hors de prix par un ingrédient économique et tout aussi efficace (si ce n'est plus !) : le vinaigre blanc. Remplacez la dose d'adoucissant par une à deux cuillerées à soupe de vinaigre blanc par cycle de lavage. Le tour est joué !

Mes conseils en plus

Bien entendu, les couleurs et la texture de votre linge seront pleinement respectées si vous utilisez scrupuleusement les doses mentionnées ci-dessus. Et, rassurez-vous, votre linge ne sentira pas le vinaigre au sortir du lave-linge.

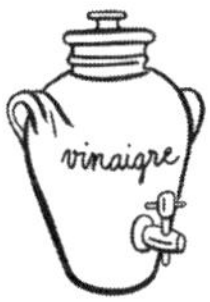

Adoucissant « maison »

1 tasse de vinaigre • 1 tasse de borax • 8 ou 10 gouttes d'huile essentielle de citron • 1 tasse d'eau

Une autre possibilité « maison » s'offre à vous pour remplacer les adoucissants industriels. Faites d'abord dissoudre une tasse de borax dans la même quantité d'eau chaude. Laissez quelque peu refroidir, puis incorporez le vinaigre et l'huile essentielle de citron. Il vous suffit d'ajouter une dose de cette préparation lors du dernier cycle de rinçage.

Mes conseils en plus

Le borax (ou borate de sodium) est un sel inodore et incolore qui se présente sous la forme de paillettes ou de poudre. Le minerai de borax se trouve surtout à l'emplacement d'anciens lacs asséchés. Il est utilisé depuis le Moyen Âge, importé alors du lointain Tibet, en suivant la célèbre Route de la Soie. Bien qu'il s'agisse d'un ingrédient naturel, certaines personnes y sont allergiques et, à son contact, peuvent souffrir de nausées, d'irritations cutanées, d'essoufflements, de maux de tête… Avant d'utiliser systématiquement l'astuce ci-dessus, faites un essai lors d'une ou deux lessives. Si personne, dans votre famille, ne développe d'allergie au borax, il ne vous reste plus qu'à adopter le procédé.

À titre anecdotique, on peut encore mentionner le fait que le mot « borax » vient de l'arabe « bawraq » ou du persan « boûraq » que l'on peut traduire par « blanc » ou « brillant ».

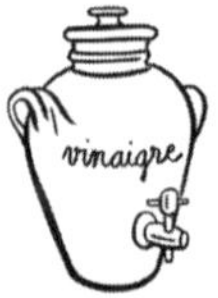

Antibuée

1 tasse de vinaigre blanc • 4 ou 5 gouttes d'huile essentielle d'eucalyptus

Le cas est classique : après un bain relaxant ou une douche revigorante, il est impossible de s'apercevoir dans le miroir de la salle de bains, tellement il est embué. Que faire ? Se fier au vinaigre « à tout faire », bien sûr ! Versez une tasse de vinaigre blanc dans un vaporisateur propre et ajoutez-y quatre ou cinq gouttes d'huile essentielle d'eucalyptus. Mélangez les deux ingrédients, puis vaporisez le produit ainsi obtenu sur le miroir de la salle de bains. Frottez avec un chiffon propre et doux. Disparue, la buée !

Mes conseils en plus

Bien qu'indispensable à la réalisation de l'astuce présentée ci-dessus, l'huile d'eucalyptus présente encore une multitude d'attraits et d'avantages. Elle a ainsi la réputation d'être tout à la fois efficace sur les plaies, les ulcères ou les affections allergiques cutanées. On dit également d'elle qu'elle est l'huile essentielle des poumons, à recommander en cas de toux, grippe, fièvre, sinusite… Et ce, grâce à ses vertus cicatrisantes, antiseptiques et fébrifuges (elle assure la régulation de la température du corps en le rafraîchissant) unanimement reconnues.

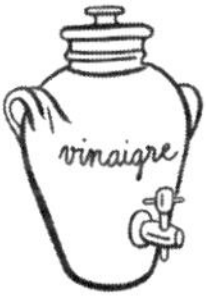

Anti-poussière

1 tasse de vinaigre blanc • 8 ou 10 gouttes d'huile essentielle de menthe poivrée • 8 tasses d'eau chaude

Versez huit tasses d'eau fort chaude dans un seau, puis ajoutez-y une tasse de vinaigre blanc et huit ou dix gouttes d'huile essentielle de menthe poivrée. Mélangez bien ces ingrédients. Ensuite, à l'aide d'une éponge propre, appliquez cette préparation « maison » sur les vitres sales et/ou fort poussiéreuses, en partant du haut et en allant vers le bas. Essuyez à l'aide d'une raclette, puis avec un chiffon doux très légèrement humide. Utilisez une peau de chamois pour éliminer les dernières traces humides.

Mes conseils en plus

Malgré une multitude de vertus et de propriétés extrêmement intéressantes (elle est non seulement tonique, digestive, anesthésique et antalgique mais aussi anti-inflammatoire, fongicide, rafraîchissante, expectorante…), l'huile essentielle de menthe poivrée impose certaines précautions d'utilisation. Ainsi, on ne peut jamais l'utiliser non diluée en bain. Et il convient dans tous les cas d'éviter les trop fortes doses : elle risque alors, en fonction des sujets et de leur sensibilité, de devenir neurotoxique et abortive. Dans tous les cas aussi, son utilisation prolongée doit être soumise à l'avis d'un aromathérapeute compétent et de confiance.

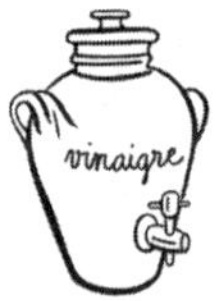

Argenterie (nettoyer l')

vinaigre blanc

Voici une méthode douce qui vous permettra de nettoyer toute votre argenterie avec efficacité : trempez-la dans du vinaigre blanc. Elle retrouvera l'éclat du neuf à la condition de laisser tremper assez longtemps, en fonction de l'état de l'argenterie.

Mes conseils en plus

De manière traditionnelle, l'argenterie se compose des couverts en argent massif ou en métal argenté, portant des poinçons. Ces derniers permettent de définir le maître orfèvre, mais aussi la date et le lieu de la réalisation. Par extension, l'argenterie englobe également divers autres objets, surtout de table, tels que le taste-vin, le sucrier, les plats de service, les assiettes…

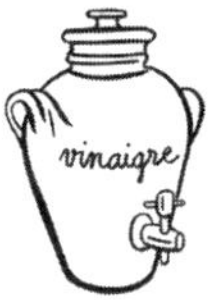

Azalée

3 cl de vinaigre • 1 l d'eau

Si vous aimez les azalées dans le jardin, voici une astuce qui vous permettra de les rendre encore plus jolies : plantez-les dans une terre de bruyère bien drainée et humifère, puis offrez-leur de temps à autre (pas trop souvent !) un peu d'eau vinaigrée, à raison de 3 cl de vinaigre par litre d'eau.

Mes conseils en plus

Plantée en extérieur ou installée dans un pot à l'intérieur de l'habitation, l'azalée enchante tout le monde dès le début du printemps. Ce rhododendron à superbes petites fleurs et au joli feuillage persistant, pouvant atteindre 1,20 mètre de haut dans des conditions optimales, adore l'ombre et la mi-ombre (c'est donc une plante idéale pour les jardins ou terrasses orientés au nord), ainsi qu'une terre de bruyère. Placée à l'intérieur, l'azalée ne doit pas avoir trop chaud : elle craint en effet les excès de chaleur autant que le froid. Une température comprise entre 10 et 15 °C est parfaite. Elle apprécie aussi la lumière (mais pas le soleil direct) et des arrosages suffisants mais pas trop abondants.

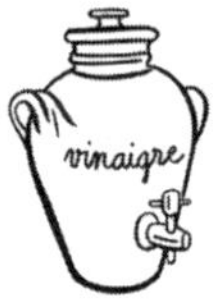

Bijou en or

vinaigre

Pour redonner de l'éclat à un bijou en or, faites-le tremper dans du vinaigre pendant environ dix à quinze minutes avant de le sécher avec un linge doux.

Mes conseils en plus

Attention : n'utilisez surtout pas de vinaigre si le bijou inclut une perle. Le vinaigre a tendance à dissoudre les perles.

Bonde d'évier

vinaigre blanc • eau

Si la bonde de votre évier n'assure plus une parfaite étanchéité, c'est parce que son joint est en mauvais état, portant probablement des traces de tartre. Nettoyez-le dans un mélange moitié-moitié d'eau chaude et de vinaigre avant de le sécher et de le remettre en place.

Boue (tache de)

vinaigre blanc • eau

Vous découvrez une tache de boue sur un vêtement ? Ne la frottez surtout pas immédiatement car cela la ferait pénétrer plus en profondeur dans le tissu. Au contraire, laissez-la sécher, puis enlevez la boue séchée en la brossant. Si une tache persiste, faites-la disparaître comme par enchantement en utilisant une solution vinaigrée (à raison de 25 % de vinaigre pour 75 % d'eau froide). Si, cependant, ce petit traitement ne suffit pas, passez à quelque chose de plus fort, en frottant la tache avec du vinaigre pur.

Broyeur à ordures

vinaigre • eau

Pour nettoyer et désinfecter un broyeur à ordures, passez par le congélateur ! Faites congeler un mélange d'eau et de vinaigre dans un bac à glaçons, puis versez les glaçons ainsi obtenus dans le broyeur à déchets. Rincez ensuite à l'eau froide.

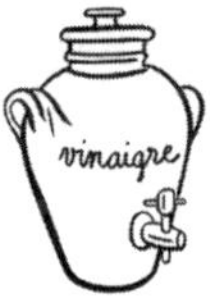

Brûlé (tache de)

vinaigre

Catastrophe ! Voilà une tache de brûlé sur l'un de vos tissus. C'est le moment de tenter de limiter les dégâts en frottant la zone à traiter avec du vinaigre. Celui-ci va raviver les couleurs de votre tissu et atténuer l'effet visuel de la brûlure.

Mes conseils en plus

Cette astuce n'est valable que pour une marque de brûlure de petite superficie. En outre, elle ne fera pas complètement disparaître les dégâts occasionnés à votre tissu, souvent impossibles à réparer tout à fait, mais en atténuera l'effet.

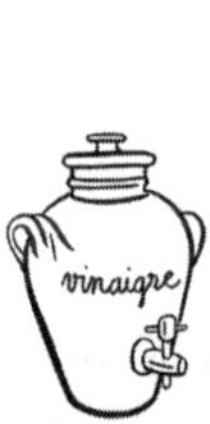

Café (tache de)

vinaigre blanc • alcool • eau

Le meilleur moyen de faire disparaître une tache de café est de la laver immédiatement à l'eau froide.

Par contre, si la tache est plus ancienne, faites confiance au vinaigre. Frottez la tache avec du vinaigre blanc dilué. Et si la tache est particulièrement tenace, privilégiez un mélange d'alcool et de vinaigre avant de rincer abondamment à l'eau.

Mes conseils en plus

Attention : le mélange d'alcool et de vinaigre est toujours à utiliser avec une grande prudence, notamment sur les linges et tissus plus délicats.

Autre précaution à prendre : il convient, dans tous les cas, d'intervenir à froid. En effet, la chaleur peut « cuire » la tache et la fixer dans le tissu. Même en présence du vinaigre.

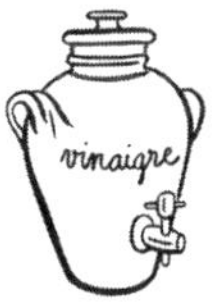

Cafetière électrique (détartrer une)

vinaigre blanc

Un détartrage mensuel au vinaigre blanc. Il n'en faut guère plus pour prolonger la vie de votre cafetière électrique. Comment faire ? Remplissez le réservoir de votre cafetière avec du vinaigre blanc et actionnez l'appareil. Pour que, par la suite, votre délicieux café n'ait pas une désagréable odeur ou un goût de vinaigre, faites fonctionner plusieurs fois votre appareil uniquement avec de l'eau froide.

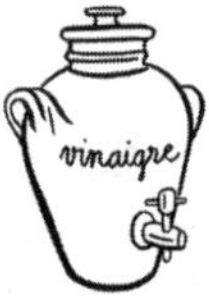

Calcaire (tache de)

vinaigre blanc

Il n'est pas difficile de faire disparaître une tache de calcaire : il suffit de frotter la zone à traiter avec du vinaigre blanc. Si le résultat n'est pas à la hauteur de vos espérances, faites chauffer un peu de vinaigre blanc et recommencez l'opération.

Mes conseils en plus

Une précaution : si la tache de calcaire se trouve sur un tissu, ne faites pas chauffer le vinaigre avant de l'utiliser. Cela abîmerait votre linge.

La présence de calcaire dans l'eau ne présente, semble-t-il, aucun risque pour la santé. Par contre, une eau contenant trop de calcaire (et que l'on qualifie alors de « dure ») peut devenir la source de bien des désagréments, voire de problèmes à l'usage : entartrage des canalisations et des appareils électroménagers, difficulté à faire mousser le savon, linge plus rêche… En outre, en s'évaporant, le calcaire peut laisser de vilaines traces sur les sanitaires, les robinets…

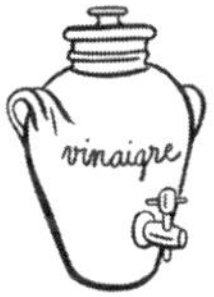

Canalisation (déboucher une)

1 tasse de vinaigre d'alcool • 1 tasse de sel • 1 tasse de bicarbonate de soude • eau

Pierre Perret avait beau, en son temps, chanter les louanges du plombier, personne n'est dupe : il est quasiment impossible d'obtenir les services d'un plombier quand on en a vraiment besoin. Et surtout pour un petit travail. Pour déboucher une canalisation, par exemple... Ce n'est pourtant pas une raison pour gaspiller des fortunes en utilisant les produits hautement toxiques que l'on trouve dans le commerce. Produits qui, en plus, risquent pour certains d'entre eux, particulièrement agressifs, d'endommager vos canalisations. Alors qu'il est si simple d'opter pour une solution naturelle qui respectera votre budget... et vos tuyauteries. Versez dans le lavabo, dans l'évier, dans la baignoire... une tasse de bicarbonate de soude, puis la même quantité de sel et enfin une tasse de vinaigre d'alcool. Faites tout de suite couler de l'eau bien chaude et patientez pendant quinze ou vingt minutes. Faites ensuite couler de l'eau tiède. Votre canalisation devrait être débouchée. Si tel n'est pas le cas, répétez l'opération.

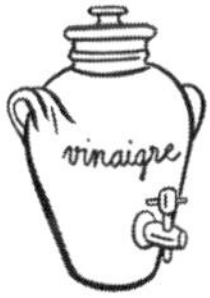

Chewing-gum (marque de)

vinaigre • 1 gros glaçon • eau

Vous connaissez certainement cette astuce : pour enlever un chewing-gum qui colle (à un vêtement, par exemple), il faut appliquer un glaçon dessus et un autre dessous. Une fois que le chewing-gum est durci par le froid, il se retire beaucoup plus facilement. Mais cette astuce ne se montre pas toujours d'une réelle efficacité, notamment dans les cas plus difficiles qui demandent un traitement « de choc » tout en respectant le support (tissu…). Passez alors à l'eau vinaigrée. Appliquez-la d'abord froide puis, si cela ne suffit toujours pas, utilisez de l'eau vinaigrée chaude si le support taché par le chewing-gum le supporte.

Mes conseils en plus

Parfois connu sous le nom de « chiclette » chez nos voisins suisses ou belges, le chewing-gum est une simple gomme à mâcher qui a été mise au point par Thomas Adams. C'est en effet lui qui eut l'idée de mélanger du chicle (un latex issu du sapotillier, un arbre fruitier originaire d'Amérique centrale et des Caraïbes) avec de la résine et du sirop. En réalité, Thomas Adams a surtout profité des graves problèmes que connaissait alors le général mexicain Antonio Lopez de Santa Anna, chassé de son pays par la révolution qui ébranla le pays à la fin des années 1860. Le militaire mexicain s'enfuit donc chez les « gringos » avec un précieux trésor de guerre : pas moins de 250 kg de sève séchée de sapotillier destinée à devenir un substitut de caoutchouc. Il charge Thomas Adams de négocier le chicle qui, malheureusement, ne convient pas à la réalisation initialement prévue. Par contre, Thomas Adams lui trouve une autre utilisation gourmande.

1872 est une grande date dans l'histoire du chewing-gum : c'est cette année-là que les tout premiers d'entre eux furent commercialisés. Mais ce n'est qu'après la Seconde Guerre mondiale que le chewing-gum commence à envahir l'Europe. Selon l'édition 2007 du « Livre Guinness des records », la France est le pays européen qui consomme le plus de chewing-gum par habitant. Plus globalement, aujourd'hui, deux puissants groupes contrôlent directement 16 des 20 marques de chewing-gums disponibles sur le marché et contrôlent ainsi les deux tiers du marché mondial que l'on chiffre aujourd'hui à près de 25 milliards de dollars US.

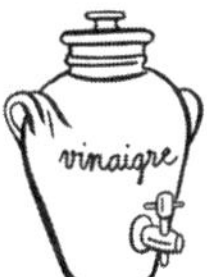

Chocolat (tache de)

1 cuil. à soupe de vinaigre blanc • eau

Ça y est ! Votre gourmandise vous a valu une grande tache de chocolat sur votre chemisier ou votre pull. Catastrophe ? Pas vraiment si vous avez le réflexe d'utiliser la petite astuce suivante… Tout d'abord, mélangez une cuillerée à soupe de vinaigre blanc dans un demi-verre d'eau. Trempez-y un petit chiffon propre, puis tamponnez la tache de chocolat qui devrait bien vite disparaître. Lavez ensuite le vêtement à l'eau tiède.

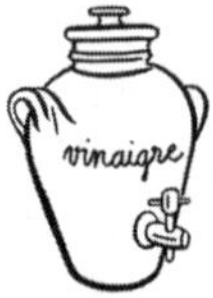

Chrome (redonner du brillant au)

vinaigre blanc

Vous voulez redonner du brillant à des chromes (vrais ou faux) ternis, vos robinets, par exemple ? La méthode est d'une simplicité enfantine : frottez-les tout doucement avec un morceau de coton propre imbibé de vinaigre blanc pur.

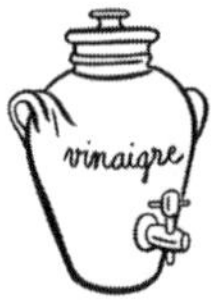

Cire « maison »

1 cuil. à soupe de vinaigre blanc • 1/2 tasse d'huile d'olive • 4 ou 5 gouttes d'huile essentielle (au choix)

Si vous désirez confectionner une cire « maison » très efficace et tout aussi saine pour vos plus beaux meubles en bois, voici comment faire : dans un bol, mélangez intimement une demi-tasse d'huile d'olive, une cuillerée à soupe de vinaigre blanc et quelques gouttes d'huile essentielle de votre choix. Transvasez ensuite cette mixture « maison » dans une bouteille fermant par un bouchon et secouez-la avant chaque utilisation. À chaque usage, versez un peu de votre préparation sur un chiffon propre et doux et cirez vos meubles ou bibelots en bois, préalablement dépoussiérés, de la manière habituelle.

Mes conseils en plus

Cette cire n'a pas seulement pour effet de donner un splendide aspect à vos meubles et bibelots en bois. Elle les nourrit aussi de manière naturelle.

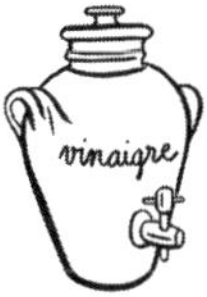

Cire (tache de)

vinaigre blanc

Rien de tel que le vinaigre blanc pour faire disparaître une tache de cire ! Éliminez éventuellement le plus gros de la cire avec une petite spatule (mais aussi avec précaution pour ne pas abîmer votre meuble ou bibelot), puis frottez le reste de cire avec un chiffon imbibé de vinaigre blanc pur.

Mes conseils en plus

À noter que cette astuce est tout aussi valable pour la « vieille » cire que vous désirez éliminer avant de cirer à nouveau votre meuble. Même si, en plus du vinaigre, cela exige pas mal d'huile... de coude !

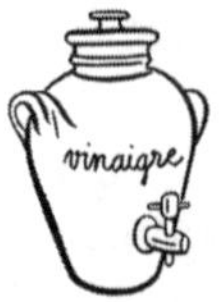

Col (traces sur un)

vinaigre • bicarbonate de soude

Pour faire disparaître les traces qui finissent par marquer les cols, confectionnez une pâte à base de vinaigre et de bicarbonate de soude. Frottez le col avec cette pâte avant de laver le vêtement de la manière habituelle.

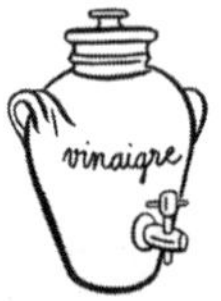

Colle (tache de)

vinaigre pur

Pour faire disparaître une tache de colle, utilisez du vinaigre pur, en faisant toutefois un petit essai préalable sur une partie cachée du linge ou du vêtement. Rincez ensuite à l'eau claire.

Mes conseils en plus

Telles que nous les connaissons aujourd'hui, les colles (ainsi que la glu) sont des produits de nature gélatineuse ou liquide destinés à lier des pièces (de même nature ou différentes) entre elles. On distingue actuellement trois grandes catégories de colles :

– les colles d'origine végétale réalisées à base de gui, de sève de résineux, d'huile de lin cuite… ;

– les colles d'origine animale qui sont obtenues par cuisson de matières riches en collagène, et notamment la peau de lapin, les os, le poisson…;

– les colles de synthèse, qui sont les plus modernes d'entre toutes : époxy, néoprène, colle vinylique, silicone…

Cela dit, les colles sont des matières très anciennes. On pense que les ébénistes égyptiens de l'Antiquité utilisaient déjà des colles confectionnées au départ de déchets de boucherie bouillis (les sabots des animaux, leurs os, les cornes…) pour fixer ensemble des pièces de bois.

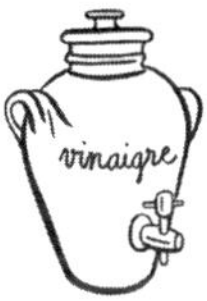

Confiture (tache de)

vinaigre blanc

Catastrophe ! La gourmandise est toujours punie ! Vous venez de prendre une grosse cuillerée de confiture dans le pot et une grande tache dépare votre chemise ou votre pull, trahissant votre incursion dans le placard ou le cellier.

À l'aide de la lame d'un couteau, commencez par éliminer le plus possible de confiture, par des mouvements allant toujours vers le centre de la tache. Lavez ensuite ce qui reste sous l'eau froide du robinet. Si cela ne suffit pas, faites appel au vinaigre blanc : ajoutez un petit peu de ce produit dans l'eau de lavage. N'oubliez pas de bien rincer ensuite.

Mes conseils en plus

Astuce : gratter la tache en allant vers son centre vous évite de l'étendre encore plus.

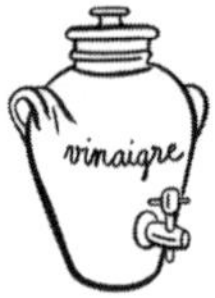

Couches pour bébés

1/4 de tasse de vinaigre blanc • eau

Comme vous avez une conscience écologique et que vous ne tenez pas vraiment à dilapider votre budget, vous refusez bien entendu d'utiliser les couches jetables que l'on trouve dans le commerce. Soucieux de l'environnement comme de vos finances, vous préférez utiliser des couches en tissu, réutilisables. C'est fort bien, à condition qu'elles soient soigneusement lavées, désodorisées et désinfectées entre chaque utilisation. Pour cela, humidifiez tout d'abord les couches, puis faites-les tremper dans un seau d'eau additionnée de vinaigre blanc, à raison d'un quart de tasse de vinaigre par seau. Lavez ensuite les couches à l'eau chaude et faites-les sécher.

Mes conseils en plus

Bien que le poids moyen d'une couche jetable pour bébés ait diminué de près de 30 % en quelques années, passant de 65 g à 42 g en moyenne, elles continuent à poser un énorme problème environnemental. Rien qu'en France, elles contribuent pour près de 1 % à la masse des ordures ménagères. En outre, selon diverses études sérieuses et indépendantes des fabricants, elles contribuent significativement à l'acidification de l'air et au réchauffement global. Enfin, les couches à usage unique posent de gigantesques problèmes d'élimination. Sans la moindre hésitation possible, le mieux, pour le confort de bébé comme pour le respect de l'environnement et le respect de votre budget ménager, est d'utiliser des couches en tissu, lavables en machine et réutilisables.

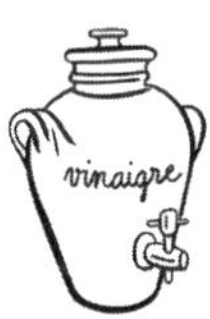

Couleurs (fixer les)

25 cl de vinaigre blanc • gros sel • eau tiède

Il n'y a pas à attendre : si vous voulez fixer les couleurs d'un tissu, c'est au tout premier lavage que cela se passe. Pour vous garantir un excellent résultat, faites tremper le tissu pendant quelques minutes dans une eau tiède additionnée d'un peu de gros sel et de vinaigre blanc. Ensuite, essorez et séchez. Les couleurs sont maintenant bien fixées.

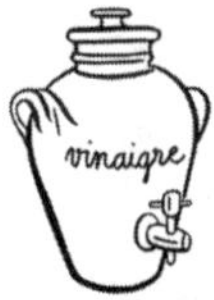

Coussins (odeurs sur les)

vinaigre blanc

Soyons franc : les odeurs qui imprègnent les coussins sont souvent très difficiles à faire disparaître car elles ont tendance à pénétrer au cœur même de l'accessoire, bien en profondeur. Éliminez ces odeurs, même les plus tenaces, avec du vinaigre blanc pur. Et cela sans crainte pour les couleurs de vos coussins.

Mes conseils en plus

Cette astuce est également valable pour les selleries en tissu des voitures.

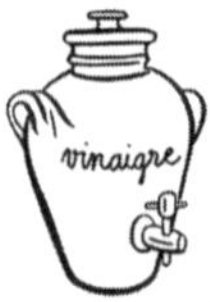

Cuir (tache sur le)

vinaigre blanc • eau

Vous venez de remarquer une tache sur vos superbes chaussures en cuir ? Ne vous désolez pas mais agissez sans tarder. Dans un premier temps, brossez énergiquement et passez un chiffon humide. Si ce premier traitement ne s'avère pas assez efficace, utilisez de l'eau savonneuse. Si cela ne va toujours pas, passez alors au vinaigre blanc dilué dans de l'eau froide.

Cela étant, dans tous les cas, n'oubliez pas de rincer soigneusement et de cirer avec une cire de même couleur que celle de vos chaussures.

Mes conseils en plus

Valable pour les chaussures en cuir, cette astuce l'est également pour les vêtements, meubles et objets en cuir.

Ne confondez pas le cuir véritable, d'origine animale, et ses imitations plus ou moins réussies que sont le Skaï (qui est une vulgaire matière plastique) et le latex (qui est d'origine végétale).

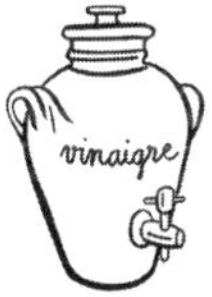

Cuir (traiter le)

1/2 verre de vinaigre blanc • 1/2 verre d'huile d'olive vierge extra • 3 à 4 gouttes d'huile essentielle de jonc odorant

Pour traiter et redonner du brillant à vos cuirs, voici la recette miracle. Dans un petit récipient, mélangez intimement un demi-verre de vinaigre blanc, la même quantité d'huile d'olive et 3 ou 4 gouttes d'huile essentielle de jonc odorant. Transvasez cette mixture dans un vaporisateur et vaporisez sans excès sur vos cuirs. Frottez ensuite avec un chiffon doux.

Mes conseils en plus

Probablement originaire de Malaisie mais poussant dans de nombreux pays tropicaux et subtropicaux, le jonc odorant (Cymbopogon citratus ou citronnelle, également connu en anglais sous l'appellation de « lemon grass ») est une plante herbacée vivace qui présente une douce et agréable odeur citronnée. Elle est cultivée depuis des temps immémoriaux pour son huile essentielle qui est essentiellement utilisée en cosmétologie et en parfumerie. Sur ses terres d'origine, le jonc odorant aide à lutter naturellement et efficacement contre l'érosion des sols, et ce, grâce à des racines particulièrement tenaces. En Asie du Sud-Est, il est utilisé, sur un plan thérapeutique, pour combattre les méfaits de la malaria. Employé en tisane, il se montre aussi efficace contre la plupart des troubles gastriques et digestifs : nausées, ballonnements… En cuisine, le jonc odorant (à choisir frais plutôt que séché) s'harmonise fort bien avec le gingembre, la noix de coco, l'échalote, l'ail ou le piment. Dans la gastronomie du Sud-Est asiatique, il assaisonne soupes, currys, volailles, poissons, marinades… L'huile essentielle de jonc odorant contient notamment du géraniol et du citral qui lui procure son parfum citronné. Malgré certaines précautions d'emploi, elle a des propriétés calmantes et se révèle être un très bon antispasmodique. Elle s'utilise aussi pour soigner la goutte et les cystites. Elle pourrait également traiter l'hypotension.

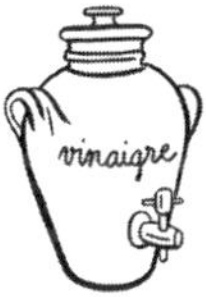

Cuivre (détacher le)

1 tasse de vinaigre blanc • 1 tasse de farine • 1/2 tasse de gros sel

Mélangez intimement une tasse de vinaigre blanc, la même quantité de farine et une demi-tasse de gros sel, jusqu'à obtention d'une pâte. Utilisez ensuite celle-ci pour détacher tous vos objets en cuivre. Appliquez la pâte sur l'objet et laissez-la agir pendant quelques heures avant de rincer sous l'eau froide courante et d'essuyer délicatement.

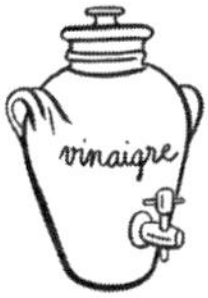

Décalcomanie (traces de)

vinaigre

Si votre enfant s'est amusé à coller des décalcomanies sur les murs de sa chambre et que vous estimez qu'il est temps de les retirer, pensez au vinaigre. Et plus spécifiquement au vinaigre chaud. Mouillez-en les parties des murs à traiter, laissez-le agir pendant quelques minutes, puis retirez la décalcomanie sans effort. Au besoin, n'hésitez pas à renouveler l'opération.

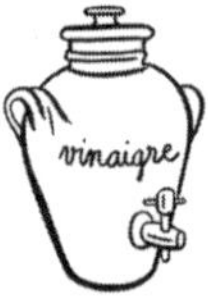

Désherbant « maison »

vinaigre

Pulvérisez un peu de vinaigre pur sur les mauvaises herbes dont vous voulez vous débarrasser peut avoir un résultat étonnant. À essayer sans tarder !

Mes conseils en plus

Il faut cependant savoir que l'action du vinaigre, dans ce cas précis, reste relativement limitée. Il ne saurait être question de vouloir ainsi désherber de grandes surfaces, ni d'éliminer des mauvaises herbes qui ont déjà eu le temps de grandir et de proliférer. Cela dit, l'avantage du vinaigre est évident : il est beaucoup moins dangereux pour l'environnement et la santé humaine que l'immense majorité des désherbants industriels vendus dans les commerces spécialisés.

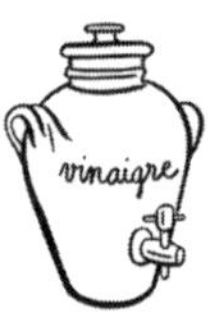

Diapositive (tache sur une)

vinaigre blanc • eau

Vous tenez à vos anciennes diapositives, mais certaines d'entre elles sont tachées. Pour tenter d'enlever les marques et traces, frottez délicatement chaque diapo à traiter avec un peu d'eau additionnée de vinaigre blanc, en mouillant bien entendu le moins possible.

Mes conseils en plus

Attention : cette astuce est loin d'être infaillible. Dans certains cas (heureusement rares), elle augmente même le nombre de taches sur les diapositives. Le plus prudent est de scanner vos diapos et de les sauver numériquement avant de tenter l'expérience du lavage à l'eau vinaigrée.

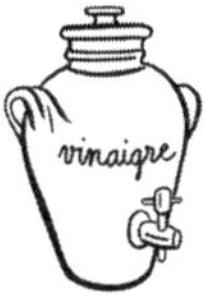

Douche (pomme de)

vinaigre • eau

Faites bouillir un mélange de vinaigre et d'eau, à parts égales. Plongez-y la pomme de douche et laissez agir pendant au moins cinq minutes. C'est l'idéal pour nettoyer et détartrer votre pomme de douche.

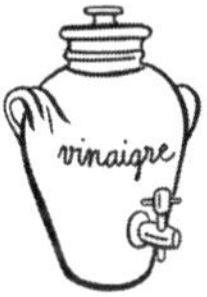

Douche (porte de)

vinaigre blanc

Pour que la porte de votre douche retrouve toute sa transparence, lavez-la à l'aide d'une éponge imbibée de vinaigre blanc. C'est l'idéal pour faire disparaître toutes les saletés, dont les traces de savon séché.

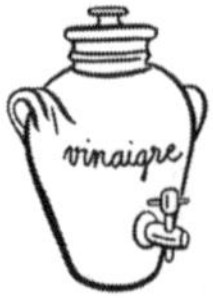

Encre (tache d')

vinaigre blanc • eau

Pour atténuer, voire même éliminer complètement une tache d'encre, tamponnez-la avec un linge en coton imbibé d'une solution de vinaigre blanc et d'eau à parts égales. Laissez en place pendant quelques instants, puis répétez la même opération jusqu'à disparition de la tache.

Mes conseils en plus

Certaines personnes suggèrent parfois de saler cette solution de vinaigre et d'eau. Certes, elle peut ainsi devenir plus efficace, mais elle risque aussi d'avoir l'effet contraire et de fixer la tache. Une variante à utiliser avec la plus grande prudence, donc.

Cela étant dit, dans tous les cas, commencez ce petit traitement avec de l'eau froide. Si ce n'est pas suffisant, utilisez de l'eau chaude en respectant les mêmes proportions.

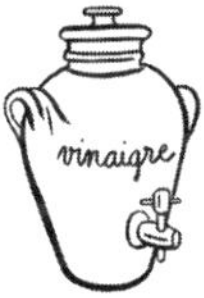

Éponge (allonger la vie d'une)

3 cuil. à soupe de vinaigre d'alcool • 1/2 tasse de bicarbonate de soude • 1 l d'eau

Si vous voulez prolonger la vie d'une éponge, il vous suffit de la faire tremper, pendant environ une heure, dans un mélange composé d'un litre d'eau, de trois cuillerées à soupe de vinaigre d'alcool et d'une demi-tasse de bicarbonate de soude. Répétez cette petite opération chaque semaine.

Mes conseils en plus

L'éponge peut être d'origine synthétique, d'origine végétale ou animale. Dans les trois cas, sa structure poreuse lui confère une importante capacité d'absorption, équivalente à dix à douze fois sa masse sèche.

Les éponges animales, essentiellement marines, sont loin d'être une nouveauté : elles étaient déjà utilisées par les Crétois environ deux siècles avant notre ère.
Les éponges synthétiques, par contre, sont beaucoup plus récentes et n'ont fait leur apparition en France qu'en 1935. C'est leur prix, plus que leurs qualités intrinsèques, qui justifie leur succès commercial. En effet, ces éponges synthétiques n'ont qu'une médiocre capacité d'absorption (environ trois fois moins importante que celle des éponges d'origine animale, par exemple).

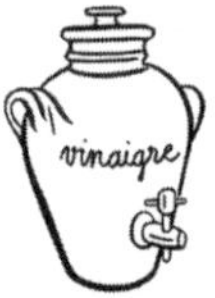

Étain (traces de corrosion sur de l')

1 verre de vinaigre • 1 verre de farine • 1/2 verre de sel

Si vous constatez des traces de corrosion sur un objet en étain auquel vous tenez, voici la solution naturelle qu'il vous faut ! Mélangez intimement un verre de vinaigre, la même quantité de farine et un demi-verre de sel, jusqu'à obtention d'une consistance pâteuse. Appliquez ensuite la pâte ainsi obtenue sur les surfaces à traiter et laissez-la agir pendant quelques heures. Rincez ensuite soigneusement, puis séchez votre objet en étain avec un chiffon doux et propre.

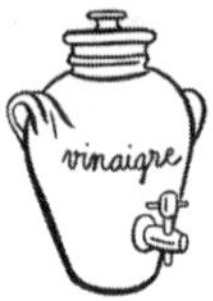

Étiquette

vinaigre

Elles se trouvent partout, sur la plupart des produits que nous achetons, et laissent souvent de très vilaines marques. Notamment sur les couvertures de livres… Si vous voulez vous en débarrasser rapidement et proprement, sans abîmer l'objet acheté, décollez-en d'abord le plus possible à la main, puis frottez ce qui reste avec du vinaigre très chaud.

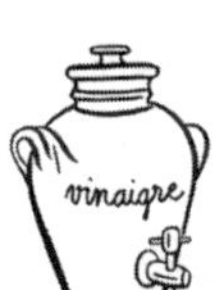

Évier (déboucher un)

vinaigre • bicarbonate de soude

Si vous devez déboucher un évier, il est inutile de faire appel aux produits industriels à base de soude caustique. Bien sûr, ils se montrent généralement assez efficaces, mais ils sont surtout extrêmement dangereux. Voici donc une astuce beaucoup plus inoffensive mais tout aussi efficace, qui les remplacera avantageusement : mélangez du vinaigre (de préférence chaud) et du bicarbonate de soude, puis versez cette préparation dans l'évier. Avantage supplémentaire : ce mélange va aussi désodoriser vos canalisations.

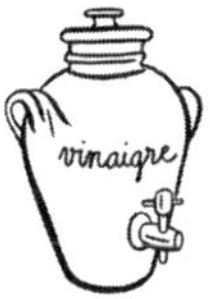

Fer à repasser

vinaigre blanc • sel fin

Bien souvent, c'est la semelle du fer à repasser qui constitue l'un des principaux points faibles de l'appareil. Si vous voulez la préserver, frottez-la régulièrement avec un chiffon propre préalablement humidifié avec un mélange composé de vinaigre blanc et de sel fin. Séchez ensuite la semelle.

Mes conseils en plus

Pour qu'il soit réellement efficace, ce procédé doit être répété après chaque utilisation.

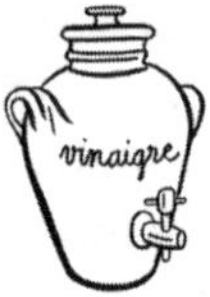

Fleurs coupées

5 ml de vinaigre

Si vous voulez prolonger la vie de ce superbe bouquet de fleurs que l'on vient de vous offrir, ajoutez tout simplement 5 ml de vinaigre dans l'eau du vase.

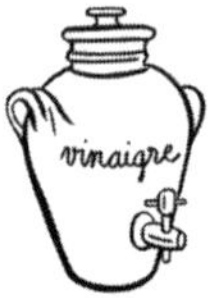

Fosse septique

25 cl de vinaigre

Si vos canalisations sont reliées à une fosse septique, nettoyez régulièrement vos toilettes avec du vinaigre. Cela vous permettra de faire l'impasse sur les produits toxico-chimiques, aussi dangereux pour votre santé que pour l'environnement, que l'on trouve dans certains commerces. Versez 25 cl de vinaigre pur dans la cuvette des toilettes, laissez agir pendant quelques minutes et actionnez la chasse d'eau.

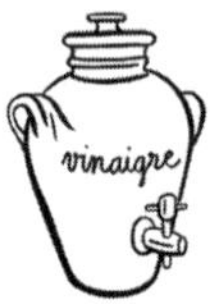

Four (à micro-ondes)

vinaigre blanc • eau

Pour nettoyer au quotidien votre four à micro-ondes, vous pouvez efficacement utiliser du vinaigre blanc. Comment faire ? Remplissez à moitié un récipient contenant du vinaigre blanc et de l'eau, en proportions égales. Portez ce mélange à ébullition, dans votre four à micro-ondes, en le faisant fonctionner. Dès que ce mélange bout, stoppez le four et laissez agir, porte fermée, pendant une heure. Votre four à micro-ondes sera ainsi nettoyé et désinfecté.

S'il est vraiment très sale, vous pouvez éventuellement recommencer la même opération. Dans tous les cas, après avoir sorti le récipient contenant le vinaigre et l'eau, essuyez l'intérieur du four et laissez la porte ouverte pendant un moment.

Une seule précaution : ne dépassez pas la moitié de la hauteur du récipient, lorsque vous y versez l'eau et le vinaigre. En le remplissant plus, le risque de débordement du liquide est fort élevé.

Mes conseils en plus

C'est à Percy Spencer que l'on doit l'idée d'utiliser les micro-ondes afin de cuire les aliments. Dès 1947, la société Raytheon breveta le procédé de cuisson par micro-ondes et, en 1953, elle construisit et commercialisa le tout premier four à micro-ondes de l'histoire. Il pesait plus de 300 kg, mesurait 1,80 mètre de haut et coûtait la bagatelle de 2000 dollars US de l'époque. Au milieu des années soixante, la même société s'intéressa à l'utilisation grand public de ce four.

Aujourd'hui, nombreuses sont les cuisines modernes où l'on trouve un four à micro-ondes, voire un four multifonctions intégrant une fonction micro-ondes. Nécessitant de nombreuses précautions d'utilisation (notamment l'utilisation des récipients adéquats), il reste aussi un appareil électroménager fortement controversé.

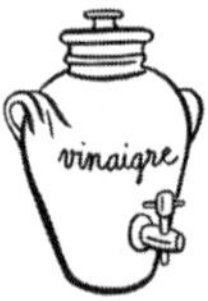

Fourmis (éloigner les)

vinaigre

Vous devez vous battre contre des fourmis envahissantes ? Tournez résolument le dos aux produits chimiques qui sont parfois plus toxiques pour vous et vos proches que réellement efficaces. Optez plutôt pour le vinaigre, que les fourmis ont en horreur. Mettez un petit bol de vinaigre près de vos portes et fenêtres. Cela les découragera de passer et d'envahir votre maison.

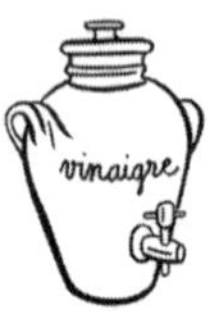

Fruit (tache de)

vinaigre blanc

Face à une tache de fruit, une réaction immédiate s'impose ! Passez d'abord cette fameuse tache sous l'eau froide courante. Si cela ne suffit pas, il vous reste une solution : frottez délicatement la tache avec du vinaigre blanc (qui se montre dans la majorité des cas plus efficace que l'eau citronnée recommandée par certains).

Mes conseils en plus

Une précision importante : certaines taches résistent particulièrement bien à ce traitement. Notamment les taches de petits fruits et baies rouges, ainsi que celles de pêche. Si tel est le cas, votre dernière planche de salut s'appelle « eau de Javel ». Mais attention : l'eau de Javel peut se montrer aussi impitoyable pour les taches de fruits que pour les couleurs de vos textiles. Elle reste donc à utiliser avec prudence et modération.

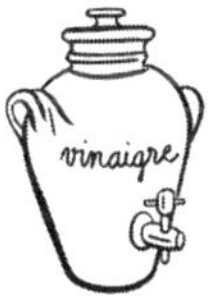

Herbe (tache d')

vinaigre

Ne vous laissez surtout pas abuser par certains spots publicitaires largement truqués qui osent prétendre que telle ou telle lessive est capable d'éliminer complètement une tache d'herbe. Au contraire, ces produits industriels risquent de faire encore plus de dégâts : ils peuvent chauffer – et donc fixer – la tache. Ce qui est, bien entendu, le contraire du but recherché. La véritable solution est naturelle : humectez la tache, puis tamponnez-la en profondeur avec un peu de vinaigre pur. Laissez agir de trente minutes à une heure, puis lavez le linge de la manière habituelle.

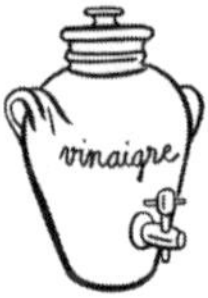

Inox

vinaigre blanc • eau

La petite astuce qui suit reste valable pour tous vos objets en acier inoxydable : les traces blanchâtres plus ou moins prononcées laissées par le calcaire disparaîtront sans le moindre problème grâce à une solution composée d'eau et de vinaigre blanc. Néanmoins, si les traces résistent à ce traitement, deux solutions s'offrent à vous. Soit vous incorporez un peu de sel à la solution précédente, soit vous utilisez tout simplement du vinaigre pur. Laissez-lui tout de même le temps d'agir efficacement.

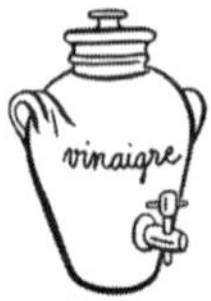

Insectes (éloigner les)

vinaigre blanc

Vous désirez éloigner des insectes indésirables sans utiliser les produits hautement toxiques (et rarement vraiment efficaces) vendus dans le commerce ? Rien de plus simple : près de vos portes et fenêtres, mettez des petits récipients partiellement remplis de vinaigre blanc.

Mes conseils en plus

Une précaution : si, à défaut d'utiliser du vinaigre blanc, vous privilégiez d'autres vinaigres – tels que celui de cidre ou de vin, par exemple – vous risquez d'attirer quelques gourmands moucherons.

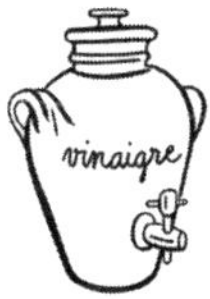

Jardinière

vinaigre blanc • eau

Il arrive que des pots ou des jardinières en terre cuite se tachent de blanc sur les côtés. Cela n'a rien de dramatique, il s'agit juste de remontées de salpêtre qui n'ont rien à voir avec vos plantes ou le terreau, mais plutôt avec la mauvaise qualité de la terre utilisée pour leur réalisation. Pour éliminer ces traces, frottez chaque récipient avec un tampon abrasif imbibé de vinaigre blanc. Rincez ensuite avec une éponge humide.

Mes conseils en plus

Cette opération est à répéter plus ou moins régulièrement car le salpêtre ne manquera pas de réapparaître. Ce traitement est inoffensif pour les végétaux.

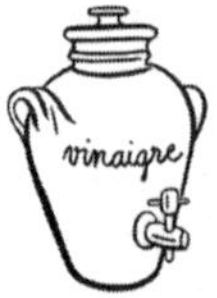

Lave-linge (détartrer le)

1 verre de vinaigre

Pour détartrer votre lave-linge, faites-le tourner à vide avec un verre de vinaigre pur. Répétez cette opération au moins deux fois par an pour être certain que votre appareil reste en parfait état de marche.

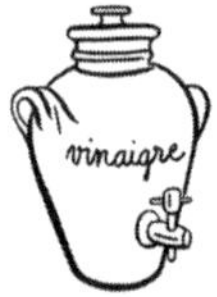

Lave-vaisselle

1 verre de vinaigre

Vous voulez nettoyer et désinfecter votre lave-vaisselle en une seule opération ? Versez un verre de vinaigre pur dans le fond de l'appareil et faites-lui faire un cycle complet, à vide. Répéter cette opération tous les six mois.

Mes conseils en plus

Vaisselle à la main ou vaisselle au lave-vaisselle ? En dehors du prix d'achat et du coût de fonctionnement (énergie électrique, produits spécifiques…) de l'appareil, il est néanmoins une donnée qui joue en sa faveur : la consommation d'eau. En moyenne, un lave-vaisselle moderne consomme 13 litres d'eau par cycle alors que, dans le même temps, une vaisselle à la main en nécessiterait 18 (ce dernier chiffre augmentant fortement si la vaisselle est réalisée sous l'eau courante).

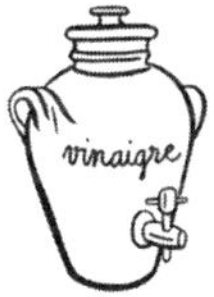

Livre (traces d'humidité sur un)

1 cuil. à soupe de vinaigre blanc • eau

Si vous voulez effacer radicalement toute trace d'humidité sur l'un de vos livres préférés, voici comment faire : mélangez une cuillerée à soupe de vinaigre blanc dans un demi-verre d'eau. Puis tamponnez les traces d'humidité avec ce mélange, sans excès.

Mes conseils en plus

Une petite astuce supplémentaire : pour éviter tout risque d'humidité, rangez vos livres dans des endroits secs, sans les serrer les uns contre les autres. Une bonne circulation d'air entre vos livres évitera dans bien des cas l'apparition de vilaines traces d'humidité.

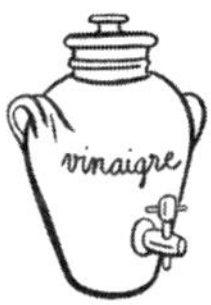

Lotion solaire (tache de)

vinaigre blanc • eau

Qu'elle est agréable, cette longue séance de bronzage sur la plage ou en bord de piscine ! Une seule ombre au tableau : la tache de lotion solaire que vous venez de faire sur votre maillot, votre tee-shirt ou votre superbe paréo ! Il n'y a rien de catastrophique ! Faites tremper la tache dans du vinaigre blanc jusqu'à ce que la lotion solaire soit complètement dissoute. Ensuite, épongez immédiatement avec de l'eau claire.

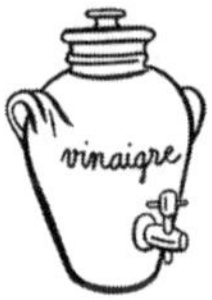

Marbre (tache sur le)

vinaigre

Pour éliminer une tache sur du marbre, versez quelques gouttes de vinaigre sur la zone à traiter, laissez agir quelques minutes et rincez.

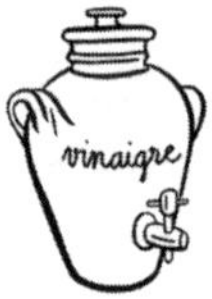

Mauvaises herbes (éliminer les)

vinaigre

Pour éliminer des mauvaises herbes, vous pouvez utiliser du vinaigre pur et chaud. Arrosez chaque nouvelle pousse de mauvaise herbe avec ce produit.

Mes conseils en plus

Précaution : n'arrosez surtout pas les « bonnes » plantes avec ce mélange !

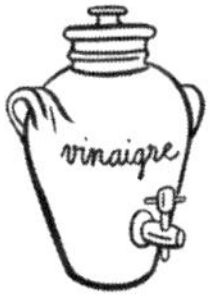

Meuble (en rotin)

vinaigre blanc • eau

Les meubles en rotin, qui ont connu une grande vogue, restent toujours appréciés. Ils sont relativement peu onéreux, légers et compatibles avec de nombreux styles d'intérieurs. Mais ils sont souvent difficiles à nettoyer. Sauf… sauf si vous utilisez du vinaigre blanc plus ou moins dilué (en fonction de l'état des meubles, mais sans dépasser une proportion moitié-moitié). Voilà qui va leur rendre toute leur propreté et, peut-être, une nouvelle jeunesse.

Mes conseils en plus

Cette astuce est également valable pour d'autres types de meubles, et notamment les meubles en bois tissé.

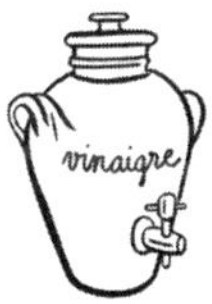

Miroir

vinaigre blanc • alcool • eau

Mélangez intimement de l'eau (à raison de 90 %), de l'alcool (à raison de 10 %) et quelques gouttes de vinaigre blanc. Utilisez ce mélange pour laver tous vos miroirs qui n'auront jamais été aussi beaux.

Mes conseils en plus

Cette astuce écologique est également valable pour obtenir de superbes vitres.

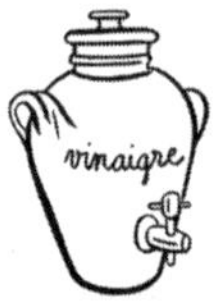

Moquette (nettoyer une)

vinaigre blanc • eau

Le nettoyage « en profondeur » d'une moquette est toujours un gros travail. Une fois de plus, le vinaigre peut vous venir efficacement en aide.

Dépoussiérez complètement la moquette (en la passant à l'aspirateur), puis frottez-la à l'aide d'une brosse trempée dans du vinaigre blanc dilué aux trois quarts. L'essentiel n'est pas d'inonder votre moquette, mais plutôt de faire pénétrer le vinaigre en profondeur. N'oubliez pas de sécher votre moquette ensuite.

Mes conseils en plus

Avantage supplémentaire de ce traitement : le vinaigre va raviver les couleurs de la moquette.

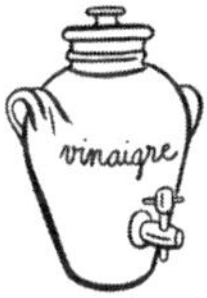

Mouches (chasser les)

vinaigre

Un dicton prétend que l'on n'attrape pas les mouches avec du vinaigre. Et il se vérifie grâce à cette astuce qui les fera certainement fuir. Sur leur passage préféré, disposez un ou plusieurs petits récipients remplis de vinaigre chaud. Elles ont horreur de cette très forte odeur.

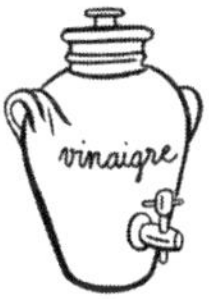

Œuf (tache d')

vinaigre blanc • eau

Dans un premier temps, utilisez la lame d'un couteau pour éliminer prudemment le plus possible d'œuf, toujours en effectuant un mouvement de l'extérieur vers l'intérieur de la tache, afin de ne pas l'étaler encore plus. Ensuite, un simple lavage à l'eau savonneuse devrait suffire à réparer les dégâts. Mais si cela ne suffit pas, votre dernière chance passe par l'utilisation d'une eau vinaigrée.

Mes conseils en plus

Avantage supplémentaire : l'eau vinaigrée devrait faire disparaître l'odeur typique de l'œuf en même temps que la tache.

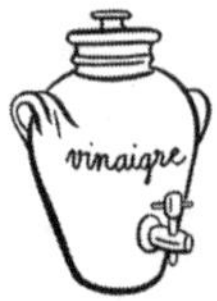

Outils de jardin (rouillés)

vinaigre blanc

Vous avez beaucoup jardiné et certains de vos outils de jardin sont couverts de rouille. Ce n'est pas une raison pour en acheter de nouveaux ou continuer à utiliser ces outils devenus nettement moins agréables et efficaces. Une fois de plus, pensez au vinaigre… Prenez de l'herbe sèche et façonnez-la en une boule. Imbibez celle-ci de vinaigre blanc et utilisez-la afin de frotter les parties rouillées de vos outils de jardin. Bien entendu, vous ne retrouverez pas des outils flambant neufs après ce traitement, mais ils auront déjà un plus bel aspect et retrouveront tout leur pouvoir de pénétration dans la terre.

Mes conseils en plus

Conseil « main verte » : le jardinage ne nécessite pas une panoplie d'outils considérable et il est inutile de remplir une remise avec une palette d'outils à main ou à moteur dont vous n'utiliserez pas la moitié par la suite. Plutôt que de miser sur la quantité comme vous y incitent certaines grandes surfaces, privilégiez plutôt la qualité de votre matériel. Ne vous faites pas la moindre illusion : il est impossible de faire de réelles bonnes affaires en achetant du mauvais matériel proposé en promotion. Ces outils de bas de gamme ne tiendront pas longtemps et vous devrez très vite les remplacer. Préférez-leur des outils solides, faits à votre main, et de bonne qualité, même s'ils sont légèrement plus chers à l'achat que les outils de pacotille vendus à grand renfort de publicités par nombre de grandes surfaces et certaines jardineries. Ainsi, par exemple, les outils en acier sont toujours plus résistants que les outils rapidement soudés. Et les manches en fibre de verre sont souvent plus solides que ceux en bois. D'ailleurs, vous vous apercevrez vite qu'avec de bons outils, votre travail au jardin sera grandement facilité et encore plus agréable.

D'autre part, ne vous encombrez pas avec du matériel inutile. Si vous êtes un jardinier débutant, concentrez-vous plutôt sur les outils de base, réellement indispensables, qui vous permettront de débuter cette nouvelle activité dans de bonnes conditions. Au total, votre panoplie de base doit comporter sept outils incontournables : une pelle ordinaire à bord arrondi (l'outil doit bien sûr être à votre taille), un râteau à dents rigides, un râteau à gazon (en bambou, voire en métal), un sarcloir (pour éliminer les mauvaises herbes sur les surfaces régulières), un sécateur (que vous tenez bien dans les mains et qui vous garantit d'excellentes coupes, bien nettes), un transplantoir (qui doit être d'un réel confort d'utilisation, c'est-à-dire « à votre main » et pas trop lourd) ainsi qu'un tuyau d'arrosage (d'une longueur adaptée à vos besoins et qui s'enroule très facilement).

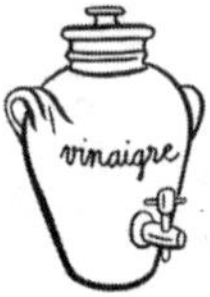

Papier peint (décoller du)

25 cl de vinaigre • 2 ou 3 l d'eau

Pour décoller aisément un vieux papier peint, passez au vinaigre ! Versez 25 cl de vinaigre dans 2 ou 3 litres d'eau chaude, imprégnez votre éponge avec ce mélange et appliquez sur le mur à détapisser. La première couche de papier peint va se détacher avec une surprenante facilité. Utilisez ensuite le même mélange pour imbiber le sous-papier contenant l'adhésif : il va se transformer en une sorte de pâte assez gluante, facile à éliminer du mur.

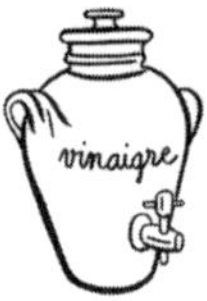

Parasites

vinaigre • eau

Si certaines de vos plantes sont victimes de parasites, vous pouvez les pulvériser avec de l'eau vinaigrée. Cette astuce est notamment efficace pour combattre les pucerons qui envahissent vos rosiers.

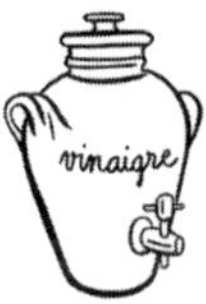

Parquet (entretenir un)

4 verres de vinaigre • 8 à 10 gouttes d'huile essentielle d'orange douce • 8 à 10 gouttes d'huile essentielle de bergamote • eau

Pour entretenir au mieux et le plus naturellement possible un parquet en bois exotique, voici comment procéder. Versez quatre verres d'eau chaude dans un seau et incorporez-y les ingrédients mentionnés ci-dessus : quatre verres de vinaigre, l'huile essentielle d'orange douce et l'huile essentielle de bergamote. Mélangez, puis plongez une serpillière dans cette préparation et passez-la, pas trop mouillée toutefois, sur le parquet. Procédez de préférence par petites superficies à la fois. Passez ensuite une serpillière sèche.

Mes conseils en plus

Initialement originaire du Maroc mais désormais aussi cultivée en Italie ou en Corse notamment, la bergamote (qui doit en réalité son nom à la ville italienne de Bergame) appartient à la famille des rutacées. Très acide et tout aussi amer, le fruit de la plante – dont la forme rappelle celle d'une orange – n'est pas comestible. Pour produire l'huile essentielle, on utilise l'écorce de ce fruit. Elle contient jusqu'à 45 % de limonène, mais également de l'alpha-pinène, du bêta-pinène, du gamma-terpinène et du linalol. Même si elle ne convient pas aux femmes enceintes ou en train d'allaiter et même si elle a certains effets photosensibilisants (si elle a été appliquée sur la peau, il ne faut pas s'exposer aux rayons solaires et à l'ensemble des UV), l'huile essentielle de bergamote possède de nombreuses vertus et connaît de multiples usages particulièrement intéressants : elle facilite la digestion ; elle est antispasmodique et atténue bien des douleurs ; elle est tout à la fois anti-infectieuse, antiseptique, anti-inflammatoire et cicatrisante (elle peut être utilisée en cas de plaies, mais est aussi recommandée pour lutter contre l'acné) ; elle agit efficacement contre les insomnies (elle possède des vertus apaisantes et calmantes) ; elle agit également comme antidépresseur naturel (elle combat notamment l'anxiété et les sautes d'humeur)… Elle est en outre efficace contre les cystites, l'arthrite et permet une meilleure régulation de l'appétit.

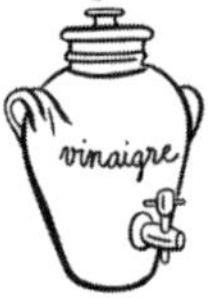

Peigne

vinaigre • eau chaude

Nettoyer et désinfecter les peignes et autres brosses à cheveux, parfois remplis de cheveux plus ou moins gras et emmêlés, n'a vraiment rien d'une partie de plaisir. Soyons franc : c'est même une véritable corvée. Alors, autant vous simplifier la vie tout en privilégiant l'efficacité. Faites tout simplement tremper les peignes et les brosses à cheveux dans une eau chaude vinaigrée, jusqu'à ce que l'eau refroidisse. De cette manière, les cheveux accrochés seront beaucoup plus faciles à retirer, les poils des brosses à cheveux jouiront d'une seconde jeunesse et tous vos accessoires seront parfaitement désinfectés.

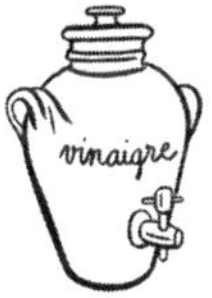

Peinture (odeur de)

vinaigre

Vous venez de repeindre une pièce et celle-ci sent la peinture. Une bonne aération s'impose. Mais pour plus d'efficacité, disposez au centre de cette pièce un bol rempli de vinaigre. Celui-ci va absorber les désagréables odeurs de peinture fraîche.

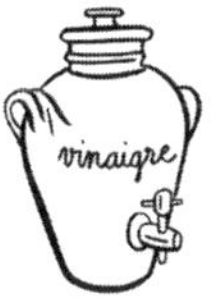

Pinceau

vinaigre chaud

Pour prolonger la vie de vos pinceaux, plongez-les, après utilisation, dans du vinaigre chaud. Ensuite, lavez-les à l'eau savonneuse et laissez-les sécher.

Mes conseils en plus

La qualité et la spécificité d'un pinceau dépendent essentiellement de la nature des poils dont la dureté ou la souplesse, l'absorption…peuvent considérablement varier. Ils se prêtent donc à des usages différents.

Les pinceaux à poils fins sont surtout composés de martre (la martre kolinski passe pour être un « must » du genre, avec un poil tout à la fois résistant et souple), mais aussi de poils de mangouste et de poils d'écureuil.

En dehors des pinceaux en poils synthétiques, d'autres matières naturelles sont également utilisées : le poil de cheval ou de poney est idéal pour la calligraphie chinoise, le poil d'ours d'Alaska est parfait pour la laque, le très résistant poil d'oreille de bœuf est véritablement multi-usages… Il ne faut pas oublier les soies de porc, particulièrement résistantes, très appréciées pour les techniques acryliques et à l'huile.

Les poils synthétiques bon marché n'arrivent toujours pas à rivaliser qualitativement parlant avec les matières naturelles. Certes, les fibres synthétiques sont généralement plus résistantes à l'usure et aux produits décapants que les poils naturels, mais elles manquent terriblement de finesse et ne conviennent dès lors que pour les travaux grossiers ou de grande envergure, où le souci du détail n'est pas la priorité.

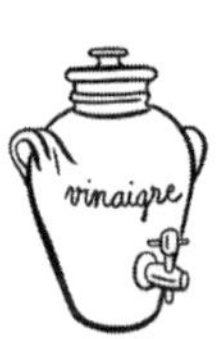

Pinceau (solidifié)

vinaigre blanc

Vous avez effectué des travaux de peinture et vous avez oublié de nettoyer un pinceau. Résultat : ses poils se sont solidifiés et forment désormais une masse compacte et bien dure. Votre réflexe est, bien entendu, de jeter immédiatement le pinceau. Avant cela, essayez toutefois cette petite astuce : faites bouillir du vinaigre blanc et trempez-y la touffe du pinceau. Au besoin, changez le vinaigre, faites-en chauffer à nouveau et replongez-y le pinceau.

Mes conseils en plus

Soyons honnête : cette astuce n'est pas d'une efficacité sans faille et fonctionne peut-être une fois sur deux. Mais, plutôt que de jeter votre pinceau et d'en acheter d'office un nouveau, l'expérience vaut la peine d'être tentée.

Cette astuce présente toutefois deux inconvénients. D'une part, dans certains cas, le vinaigre chaud élimine aussi bien la peinture durcie que... les poils qui se détachent du pinceau. D'autre part, le vinaigre chaud a tendance à dégager une odeur assez forte. Il faut donc éviter de tenter cette astuce dans un local de petites dimensions et non aéré ou mal ventilé.

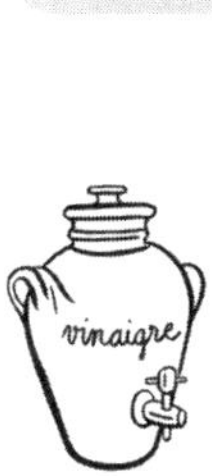

Plancher

12,5 cl de vinaigre • 1 l d'eau

Pour nettoyer efficacement un plancher non ciré, utilisez une solution composée de 12,5 cl de vinaigre par litre d'eau chaude. Ce mélange nettoiera et dégraissera le plancher.

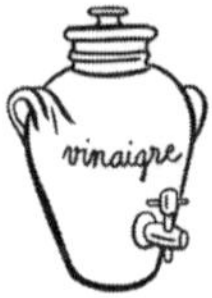

Pli (faux)

vinaigre blanc • eau

Les faux plis peuvent dépareiller n'importe quel vêtement : un chemisier, un pantalon, une jupe, une chemise, un veston… Et certains d'entre eux sont particulièrement difficiles à faire disparaître, voire même simplement à atténuer. Sauf… sauf si, une fois de plus, vous avez recours au « vinaigre à tout faire »… Mouillez et frottez le faux pli avec du vinaigre blanc dilué à 50 %. Repassez le vêtement tant que celui-ci est encore humide.

Mes conseils en plus

Le vinaigre blanc va au moins atténuer le disgracieux faux pli et il va même quelque peu raviver les couleurs du tissu.

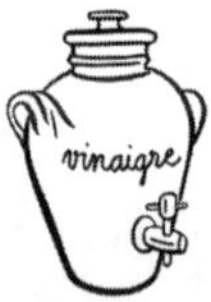

Poisson (tache de)

1/2 verre de vinaigre blanc • eau

Si, en cuisinant, vous avez fait une tache de mucus de poisson sur un vêtement, voici comment l'éliminer. D'abord, passez le vêtement sous l'eau froide afin d'éliminer le plus de mucus possible. Puis faites tremper le vêtement taché dans une eau vinaigrée, à raison d'un demi-verre de vinaigre pour 5 litres d'eau froide. Lavez ensuite le vêtement comme d'habitude.

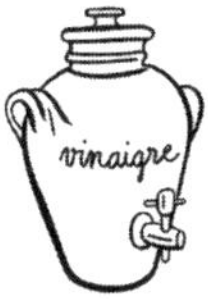

Poubelle

vinaigre • eau

Toutes les poubelles sont des nids à microbes et des foyers de mauvaises odeurs. Pour limiter considérablement ces nuisances, pulvérisez régulièrement l'intérieur des poubelles avec une eau vinaigrée, en mouillant cependant le moins possible. Laissez ensuite sécher, poubelle ouverte et debout.

Mes conseils en plus

Petite anecdote : saviez-vous que les poubelles telles que nous les connaissons aujourd'hui sont dues à Eugène René Poubelle, un juriste et diplomate français né à Caen en 1831 et mort à Paris en 1907. Issu d'une famille bourgeoise, chargé de cours dans diverses universités françaises (Caen, Toulouse…), il fut aussi préfet de la Corse, de l'Isère, des Bouches-du-Rhône, du Doubs et, finalement, de la Seine.

C'est dans ces circonstances qu'il fut appelé à prendre un arrêté, en date du 7 mars 1884, obligeant tous les propriétaires parisiens à mettre à la disposition de leurs locataires des récipients communs, munis d'un couvercle, et destinés à recevoir les déchets ménagers. La... poubelle était née ! Les dimensions et contenances de ces récipients étaient alors soigneusement contrôlées : de 40 à 120 litres. En outre, le préfet Poubelle met aussi en route le... tri des déchets qui est donc loin d'être une « révolution » moderne. Trois récipients sont obligatoires : le premier est destiné à recevoir les papiers et chiffons, le deuxième doit être rempli avec le verre et la faïence, le dernier doit recevoir les matières putrescibles. Et même si les décisions du préfet de la Seine (par ailleurs également à l'origine de la mise en service du tout-à-l'égout) n'étaient pas toutes strictement observées, la plupart d'entre elles l'ont été, pour le plus grand bonheur des hygiénistes. Il faut cependant attendre 1890 pour qu'une définition précise du mot « poubelle » apparaisse dans un premier dictionnaire.

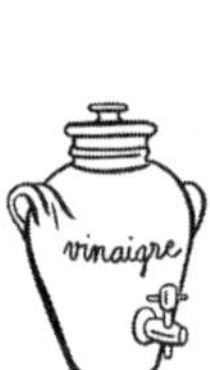

Récurer (crème à)

1/2 tasse de vinaigre • 1 tasse de bicarbonate de soude • 10 à 12 gouttes d'huile essentielle de citron

Confectionnez, de manière saine et économique, votre crème à récurer « maison » : mélangez le vinaigre, le bicarbonate de soude et l'huile essentielle de citron jusqu'à obtention d'une pâte. Le tour est joué !

Mes conseils en plus

Cette pâte se conserve aisément quatre à cinq jours dans un bocal fermé hermétiquement. Attrait supplémentaire : outre son efficacité et son innocuité, elle rendra vos mains encore plus douces !

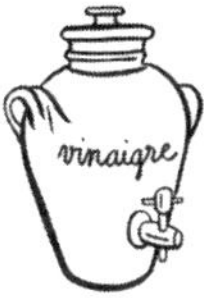

Réfrigérateur (désodoriser le)

vinaigre blanc

Rien de plus facile que d'éliminer toutes les éventuelles odeurs désagréables qui flottent dans votre réfrigérateur. Disposez au centre de celui-ci un petit récipient sans couvercle, contenant un fond de vinaigre blanc.

Mes conseils en plus

Jouez la carte de la prudence : un récipient sans couvercle et contenant du liquide ne demande qu'à se renverser dans votre réfrigérateur. Pour éviter ce problème, poussez le récipient contre le fond ou contre une paroi intérieure de l'appareil.

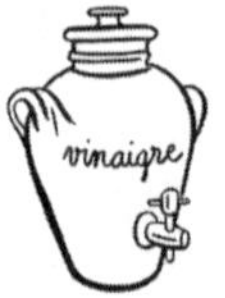

Réfrigérateur (nettoyer le)

vinaigre • eau

Imbibez un linge propre de vinaigre et nettoyez l'intérieur de l'appareil, préalablement vidé. Rincez ensuite à l'eau claire. Votre réfrigérateur sera nettoyé, désinfecté et débarrassé de toutes les odeurs.

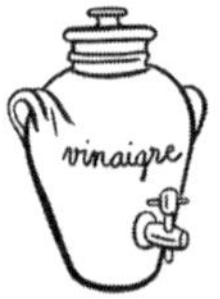

Renfermé (odeur de)

1 à 2 verres de vinaigre blanc

Il y a bien longtemps que vous n'avez plus ouvert ce placard et il y flotte une peu agréable odeur de renfermé. Qu'à cela ne tienne ! Une fois de plus, le vinaigre vient à votre secours… Déposez dans le placard un récipient sans couvercle rempli avec un ou deux verres de vinaigre blanc et laissez-le en place pendant quelques heures. L'odeur de renfermé disparaîtra comme par enchantement.

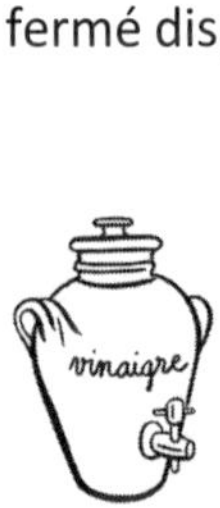

Rouge à lèvres (tache de)

vinaigre • eau froide

C'est la catastrophe ! Vous venez d'apercevoir une tache de rouge à lèvres sur votre chemisier préféré. Ne vous désolez pas, mais agissez avec rapidité ! Frottez immédiatement la vilaine tache avec un mélange composé à parts égales de vinaigre et d'eau froide. Super-efficace !

Mes conseils en plus

Pour éliminer une tache de rouge à lèvres, on peut parfois vous recommander d'utiliser un produit démaquillant. N'en faites surtout rien ! Certes, le rouge à lèvres disparaîtra de la surface du tissu, mais il y a de fortes chances pour que le produit démaquillant laisse à son tour des traces sur le vêtement. Remplacer une tache par une marque n'est vraiment pas le but de l'opération. En utilisant un mélange de vinaigre et d'eau, vous ne courez aucun danger… et votre vêtement non plus.

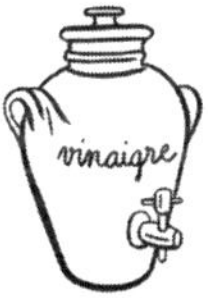

Sang (tache de)

vinaigre blanc • eau

Face à une tache de sang, la rapidité de réaction est primordiale. En principe, si vous lavez immédiatement le tissu à l'eau froide, la tache devrait disparaître. Si, cependant, elle laisse derrière elle une marque qui imprime son contour, passez immédiatement à l'eau vinaigrée voire, en fonction de l'étendue des dommages, au vinaigre blanc pur (attention, toutefois, aux textiles les plus délicats).

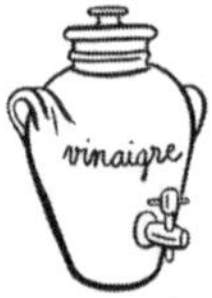

Savon (traces de)

vinaigre

Le savon ne laisse pas de véritables taches, mais il peut tout de même laisser des traces ou former de désagréables dépôts qui, avec l'accumulation de la poussière, finissent par être vraiment dérangeants. En principe, un simple lavage à l'eau chaude devrait suffire dans la majorité des cas. Cependant, si ce premier traitement ne suffit pas, passez à une seconde étape en frottant les traces ou dépôts de savon avec du vinaigre chaud. C'est aussi rapide qu'efficace, même si l'odeur du vinaigre chaud n'est pas toujours très agréable.

Mes conseils en plus

Une petite page d'histoire… Le savon est loin d'être une invention récente. De nombreux témoignages nous prouvent que les Phéniciens, les Syriens (à base d'huile d'olive et d'huile de baies de laurier, le fabuleux savon d'Alep est le plus ancien savon syrien) et les Grecs le connaissaient et l'utilisaient déjà environ mille ans avant notre ère. En cette lointaine époque, l'huile d'olive était l'un des composants principaux des savons. Ce qui fait sourire lorsque l'on sait aujourd'hui que les savons à l'huile d'olive se vendent, toutes proportions gardées, à prix d'or… Dans nos régions, le savon était aussi utilisé par les Gaulois, fabriqué notamment à partir de saindoux de sanglier, de suif ou d'huiles excédentaires et non comestibles. On pense aussi généralement que le fameux « savon de Marseille » est en fait originaire de Gallipoli, une ville située sur la côte ionienne de l'Italie. Rien à voir avec la cité phocéenne, donc. Il faut, en effet, attendre l'an 1430 pour qu'une première fabrique digne de ce nom voie le jour à proximité de Marseille, à Toulon. Le commerce toulonnais du savon devint même si prospère que les statistiques enregistrèrent jusqu'à 60 000 quintaux de savon produits et exportés. C'était dans le courant des années 1650. Cependant, avec la franchise du port de Marseille décrétée par Colbert en 1669, l'avantage économique revint aux Marseillais. Après 1750, la fabrication du savon à Marseille passa à une échelle véritablement industrielle. Entre 1920 et 1930, alors que Marseille passe encore pour être le principal centre savonnier de France, la concurrence commence à pointer le bout du nez avec des détergents synthétiques et autres agents tensioactifs. Des agents lavants qui, aujourd'hui encore, restent utilisés dans la fabrication du gel douche ou du shampoing.

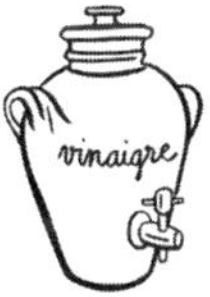

Soie (ternie)

vinaigre blanc • eau

Au fil du temps, certaines pièces en soie (chemisiers...) peuvent devenir de plus en plus ternes. Le vinaigre blanc, fortement dilué dans de l'eau froide, permettra de raviver les couleurs de la soie comme, d'ailleurs, celle de tous les tissus fragiles.

Mes conseils en plus

Il est difficile de trouver un tissu plus sensible et délicat que la soie. Avant d'appliquer cette astuce, pensez à effectuer un petit test sur un petit coin peu visible du tissu. Mais sachez que si le vinaigre ne fonctionne pas, vous ne trouverez probablement aucun autre produit qui ravivera les couleurs de votre pièce de soie, car le vinaigre est probablement l'un des produits les moins agressifs.

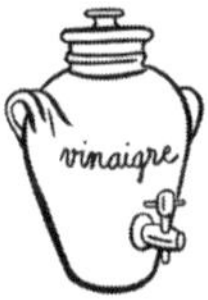

Sol

vinaigre • eau

Au quotidien, vous pouvez nettoyer vos sols avec une eau vinaigrée à 10 %. Efficacité garantie !

Mes conseils en plus

Une précaution : ne dépassez jamais 10 % de vinaigre dans le mélange eau-vinaigre que vous allez utiliser pour nettoyer vos sols.

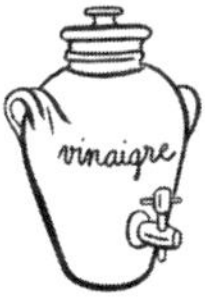

Tabac (odeur de)

vinaigre blanc

« Le tabac tue », dit un célèbre slogan. Mais ce qu'il n'ajoute pas, c'est que le tabac sent aussi extrêmement mauvais. C'est déjà assez détestable quand l'odeur est fraîche, mais si elle a eu le temps d'imprégner meubles et tissus, c'est la catastrophe. Rien de pire qu'une odeur de vieux tabac refroidi !

Le mieux est donc d'agir immédiatement, en plaçant au centre de la pièce à purifier une casserole remplie de vinaigre blanc porté à ébullition. Laissez agir plusieurs heures et, si besoin, n'hésitez pas à renouveler l'opération.

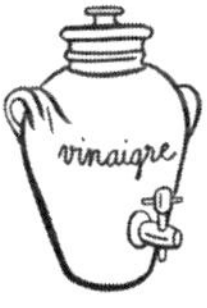

Tapis (nettoyer un)

vinaigre blanc • eau

Le nettoyage « en profondeur » d'un tapis est toujours un travail lourd et harassant. Une fois de plus, le vinaigre peut vous venir efficacement en aide.

Dépoussiérez complètement votre tapis (en le passant à l'aspirateur), puis frottez-le à l'aide d'une brosse trempée dans du vinaigre blanc dilué aux trois quarts. L'essentiel n'est pas de l'inonder, mais plutôt de faire pénétrer le vinaigre en profondeur. N'oubliez pas ensuite de sécher votre tapis.

Mes conseils en plus

Avantage supplémentaire de ce traitement : le vinaigre va raviver les couleurs du tapis.

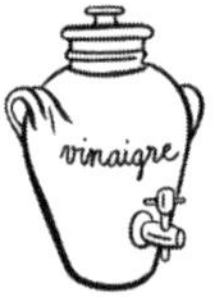

Tuyauterie

1 tasse de vinaigre • 1/2 boîte de bicarbonate de soude

Pour avoir toujours des tuyauteries bien dégagées, versez régulièrement du bicarbonate de soude dans le tuyau de renvoi de votre évier, puis ajoutez le vinaigre. Dès que l'effervescence s'arrête, rincez généreusement à l'eau chaude.

Mes conseils en plus

Ce traitement est à répéter en fonction de la cadence d'encrassement des tuyauteries.

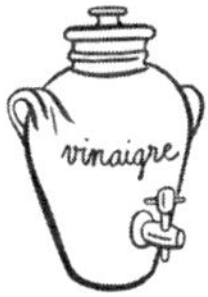

Vaisselle (grasse)

1 verre de vinaigre blanc

Votre repas était vraiment délicieux et tous vos convives se sont régalés. Votre réputation de cordon bleu s'est, une fois de plus, pleinement justifiée. Mais c'est maintenant le moment de faire la vaisselle et celle-ci est particulièrement grasse. Pour en venir plus facilement à bout, ajoutez dans le bac d'eau un verre de vinaigre blanc en sachant toutefois que plus ce sera chaud et mieux cela dégraissera.

Mes conseils en plus

Cette astuce reste valable pour une vaisselle faite au lave-vaisselle.

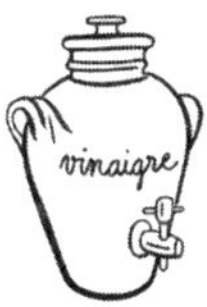

Vaisselle (liquide « maison »)

1 cuil. à soupe de vinaigre blanc • 1 cuil. à café de bicarbonate de soude • 10 cl de liquide vaisselle de qualité bio • 12 à 15 gouttes d'huile essentielle de citron • eau

Dans un flacon d'une contenance de 50 cl, mélangez intimement le vinaigre blanc, le bicarbonate de soude, le liquide vaisselle biologique et l'huile essentielle de citron. Complétez avec de l'eau. Il n'en faut pas plus pour confectionner votre liquide vaisselle « maison » aussi sain qu'économique. Agitez bien le liquide avant chaque utilisation.

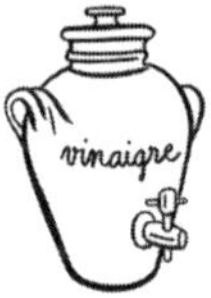

Vaisselle (nettoyer et dégraisser)

1 verre de vinaigre blanc

Pour obtenir une vaisselle parfaite, bien propre et complètement dégraissée, vous pouvez aussi ajouter un verre de vinaigre blanc, de préférence chaud, à votre eau de vaisselle.

Mes conseils en plus

Cette astuce est valable aussi bien pour une vaisselle faite à la main qu'à la machine.

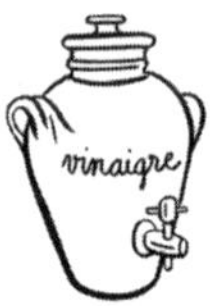

Vase (nettoyer un)

vinaigre blanc

Un vase se nettoie efficacement en frottant ses parois avec du vinaigre blanc et un tampon abrasif.

Mes conseils en plus

Cette astuce est aussi valable pour les bouteilles en verre.

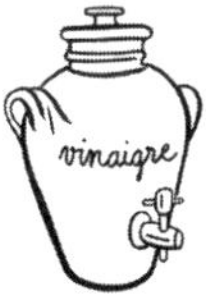

Vase (odeur dans un)

3 cuil. à soupe de vinaigre • 5 cuil. à soupe de sel fin • eau

Si vous avez laissé des fleurs trop longtemps dans un vase, celui-ci peut dégager une odeur désagréable qui ne rappelle en rien le délicat parfum des fleurs. Pour éliminer cette odeur, remplissez le vase d'eau, après avoir jeté les fleurs, et ajoutez-y le sel fin et le vinaigre. Laissez agir quelques heures, puis videz le vase, rincez-le généreusement et séchez-le.

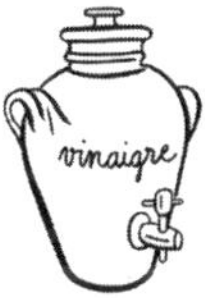

Verre (terni)

vinaigre blanc

Avec le temps, il arrive que, même soigneusement lavés, des verres perdent leur bel éclat et deviennent ternes.

Pour leur redonner de l'éclat, remplacez le liquide de rinçage de votre lave-vaisselle par du vinaigre blanc. Cette petite astuce fonctionne plutôt bien, même si les verres très ternis n'auront probablement plus jamais l'apprêt du neuf.

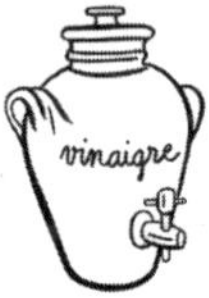

Verre (traces de)

vinaigre • huile d'olive

Vous avez invité des amis et, après leur départ, vous constatez que vos meubles ou tables en bois s'ornent de traces de verres. Pour les éliminer, frottez-les doucement avec un mélange composé de vinaigre et d'huile d'olive.

Mes conseils en plus

Un conseil : testez d'abord cette astuce sur la tache la moins apparente.

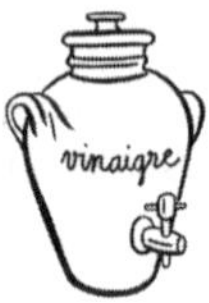

Vert-de-gris (tache de)

vinaigre blanc • ammoniaque

Rien ne vaut un traitement de choc pour éliminer les taches de vert-de-gris. Ce traitement passe par une solution de vinaigre blanc et d'ammoniaque, à parts égales.

Mes conseils en plus

Attention : cette astuce n'est efficace que pour des traces légères.

Petite anecdote : l'appellation vert-de-gris est une déformation de « vert de Grèce », par proximité phonétique entre « Grèce » et « gris ».

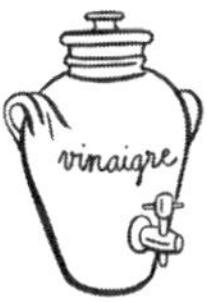

Vêtement (assouplir un)

vinaigre • eau

Certains vêtements neufs sont parfois un peu trop raides. Un bain d'eau tiède vinaigrée les assouplira sans le moindre danger.

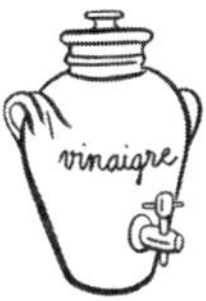

Vinaigrette (tache de)

vinaigre • eau

Vous venez de proposer une superbe salade merveilleusement accommodée à vos invités et… catastrophe… l'un d'entre eux fait une tache de vinaigrette sur votre jolie nappe en tissu.

Sans tarder, frottez la tache avec de l'eau et de la terre de Sommières. Cela devrait suffire si la tache est peu importante. Sinon, passez au vinaigre ou, plutôt, à une eau vinaigrée. Elle fera disparaître les plus grosses taches de vinaigrette, comme les dernières petites traces laissées par le traitement à l'eau et à la terre de Sommières.

Mes conseils en plus

Découverte au début du XIXe siècle non loin de Montpellier, la terre de Sommières est une argile naturelle qui possède un exceptionnel pouvoir détachant. Cette argile est aujourd'hui surtout extraite au Maroc où elle est aussi connue sous le nom de « savon de Fez ». Originaire de France ou du Maroc, peu importe finalement : la terre de Sommières permet de détacher à sec les taches les plus grasses (huile, beurre, maquillage…) des surfaces les plus fragiles (tissu, cuir, marbre…).

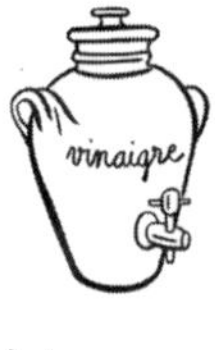

WC (désodoriser un)

vinaigre blanc

Pour désodoriser un WC, vaporisez du vinaigre blanc dilué (voire même pur) dans la cuvette et laissez agir.

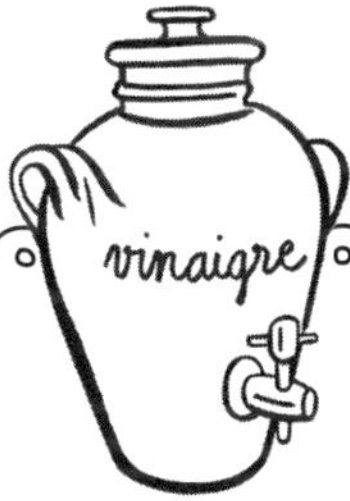

Cuisine

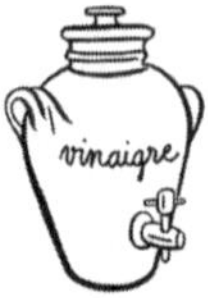

Boîte à tartines

vinaigre blanc

Pour éliminer l'odeur de renfermé contenue dans une boîte à déjeuner, laissez-y une serviette en papier généreusement imbibée de vinaigre blanc. Laissez agir toute une nuit avant de rincer la boîte à l'eau et de la réutiliser.

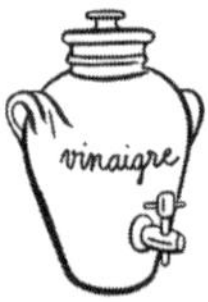

Bouilloire électrique

25 cl de vinaigre blanc • eau

Pour prolonger la vie de votre bouilloire électrique, procédez régulièrement à une opération antitartre. Faites bouillir dans le récipient de l'eau additionnée de 25 cl de vinaigre blanc. Videz la bouilloire, rincez-la à l'eau et faites-y bouillir de l'eau pure pour éliminer l'odeur de vinaigre.

Mes conseils en plus

Répétez cette opération tous les mois. Celle-ci est aussi valable pour votre cafetière électrique.

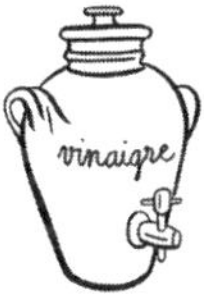

Casserole

vinaigre blanc

Cela arrive à tout le monde : une préparation a adhéré au fond de votre casserole. Pour remédier à cet incident, versez du vinaigre blanc pur dans le fond de la casserole et laissez-le agir pendant quelques heures.

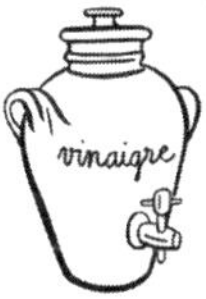

Chou-fleur (atténuer l'odeur de)

1 cuil. à soupe de vinaigre

Vous adorez le chou-fleur, mais vous hésitez à en préparer souvent, tant l'odeur est forte et parfois tenace. Voici la solution : versez une cuillerée à soupe de vinaigre dans l'eau de cuisson de votre chou. Cela atténuera fortement son odeur.

Mes conseils en plus

Cette astuce a, en réalité, un double avantage : d'une part, elle atténue l'odeur du chou-fleur et, d'autre part, elle le rend aussi plus digeste. D'une pierre, deux coups, comme l'on dit…

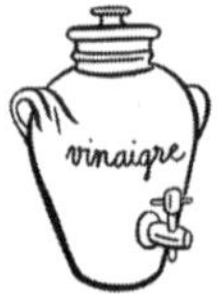

Citron (conserver plus longtemps un)

vinaigre

Vous n'avez utilisé un citron que partiellement et vous rechignez, bien entendu, à jeter ce qu'il en reste et qui pourra vous servir ultérieurement. Mais vous craignez qu'il ne se conserve pas longtemps. Pour allonger sa durée de conservation, mettez le citron entamé sur une petite soucoupe (partie coupée du citron contre la soucoupe) dans laquelle vous aurez préalablement versé un petit peu de vinaigre.

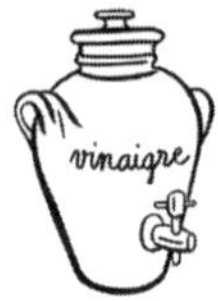

Comptoir

vinaigre blanc

Pour que vos comptoirs de cuisine soient propres et désinfectés, nettoyez-les avec du vinaigre blanc. Rincez-les à l'eau et séchez-les.

Mes conseils en plus

Cette astuce est valable pour l'ensemble de vos plans de travail en cuisine.

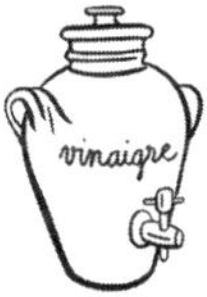

Eau (désaltérante)

vinaigre

Vous avez vraiment très soif ? Rien de tel qu'un bon verre d'eau fraîche pour vous désaltérer parfaitement ! Et si vous voulez une eau encore plus désaltérante, ajoutez quelques gouttes de vinaigre dans l'eau.

Mes conseils en plus

Cette astuce est loin d'être nouvelle : on pense en effet que les légionnaires romains buvaient déjà de l'eau très légèrement vinaigrée pour se désaltérer. Il suffit en effet de quelques gouttes pour que la sensation de soif disparaisse plus rapidement. En plus, le vinaigre a aussi pour effet d'aseptiser l'eau. D'une pierre, deux coups…

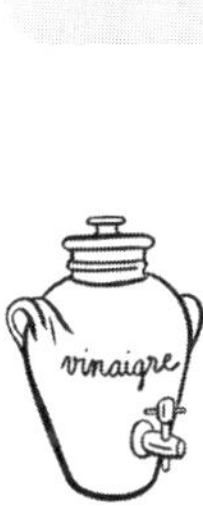

Épinards (fanés)

vinaigre • 2 morceaux de sucre • eau

Vous venez de découvrir dans le bac à légumes de votre réfrigérateur des épinards que vous aviez oubliés. Et ils sont un peu fanés. Qu'à cela ne tienne ! Redonnez-leur une seconde jeunesse en les trempant dans une eau quelque peu vinaigrée dans laquelle vous aurez fait dissoudre deux morceaux de sucre. Vos épinards retrouveront de la fraîcheur sans pour autant avoir un désagréable goût de vinaigre. Vous n’avez plus qu’à régaler votre famille !

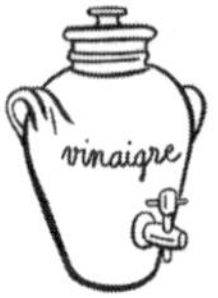

Four (grille du)

12,5 cl de vinaigre blanc • 25 cl de détergent bio pour lave-vaisselle • eau

Pour nettoyer les grilles de votre four, faites-les tremper dans votre baignoire dans une eau très chaude additionnée de 12,5 cl de vinaigre blanc et de 25 cl de détergent bio pour lave-vaisselle. Laissez tremper au moins une heure (en fonction de l’état des grilles), puis éliminez les saletés les plus incrustées avec un tampon à récurer. Rincez à l’eau et laissez sécher.

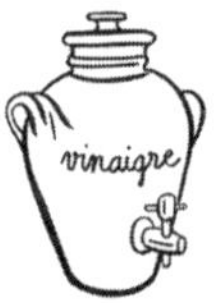

Fromage (conserver du)

vinaigre

Pour conserver vos meilleurs fromages un peu plus longtemps, prenez la précaution de les emballer dans un linge propre imbibé de vinaigre.

Mes conseils en plus

Bien entendu, après cela, vos fromages n’auront ni l’odeur ni le goût du vinaigre.

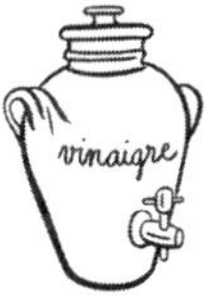

Glacière à pique-nique

vinaigre blanc

Pour éliminer l'odeur de renfermé d'une glacière à pique-nique, laissez-y une serviette en papier généreusement imbibée de vinaigre blanc. Laissez agir toute une nuit avant de rincer la glacière à l'eau et de la réutiliser.

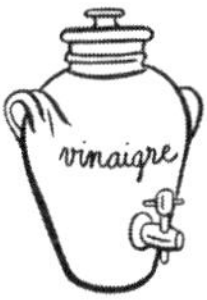

Légumes (digestion des)

vinaigre, eau

Certains légumes (haricots…) sont parfois difficiles à digérer. Pour qu'ils deviennent plus digestes, faites-les cuire dans une eau additionnée d'un léger filet de vinaigre.

Mes conseils en plus

La période de digestion débute environ une demi-heure après la fin du repas. Pour certaines personnes, la digestion peut être difficile. D'une manière générale, les aliments qui entraînent une digestion délicate et des sensations peu agréables (lourdeur d'estomac, impression de gêne…) sont réputés peu digestibles. Les aliments qui ne subissent pas au moins une partie de leur transformation dans l'estomac sont lourds, tout comme ceux dont la transformation est particulièrement lente, parce qu'ils n'ont pas été assez divisés. Les différences, de personne à personne, peuvent être très importantes : pour une personne, tel aliment est lourd et difficile à digérer, pour telle autre, ce même aliment ne pose absolument aucun problème de digestion.

Plus spécifiquement en ce qui concerne les légumes, l'enveloppe indigestible qui entoure les parties nutritives des végétaux possède une influence positive sur la régulation des selles. Cependant, elle doit être détruite, ou à tout le moins dissociée par la cuisson, par la transformation du légume en purée ou en hachis, ou par un épluchage total ou partiel. Par ailleurs, les légumineuses bouillies absorbent une importante quantité d'eau qu'il est ensuite quasiment impossible d'éliminer. De ce fait, prises en trop grande quantité, ces légumineuses peuvent entraîner des ballonnements et des lourdeurs d'estomac.

En plus de l'astuce évoquée ci-dessus, d'une réelle efficacité, d'autres mesures préventives visant à favoriser la digestion des légumes peuvent être aussi prises au cas par cas :

– si vous désirez cuire des poivrons, notamment sur le gril, épluchez-les préalablement ;

– les crudités se montrent toujours plus digestes lorsqu'elles sont râpées et assaisonnées avec modération ;

– au même titre que les radis, les concombres peuvent provoquer un relatif inconfort digestif. Idéalement, réservez-les aux repas qui suivent un effort physique (activité au jardin, activité sportive…) ;

– l'oignon, l'échalote et l'ail sont plus digestes quand ils sont cuits. L'idéal est de les réserver aux repas dits « de récupération » car ils ont aussi des propriétés diurétiques.

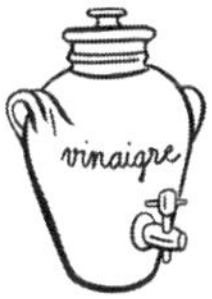

Légumes (éplucher les)

vinaigre

Une petite astuce pour que vos légumes, une fois épluchés, ne noircissent pas et restent agréablement fermes : au fur et à mesure de leur épluchage, mettez-les à tremper dans une eau très légèrement vinaigrée. C'est imparable et cela ne procure aucune saveur vinaigrée à vos légumes.

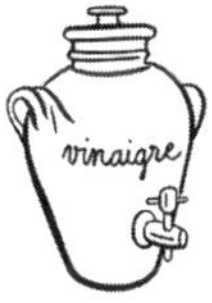

Légumes (laver les)

vinaigre • eau

Plutôt que d'utiliser énormément d'eau pour laver vos légumes, diminuez votre consommation (et donc votre facture) d'eau en lavant vos légumes autrement.

Remplissez votre évier de cuisine avec une eau froide vinaigrée et trempez-y les légumes à laver.

Mes conseils en plus

Cette astuce, également valable pour les fruits, ne donne aucune saveur de vinaigre à vos aliments. En outre, ce petit traitement a aussi pour effet de raffermir certains légumes fragiles et quelque peu flétris. C'est notamment le cas pour les feuilles de salade.

Attention : certains légumes ne supportent pas d'être trempés dans l'eau car ils réagissent comme des éponges et perdent donc non seulement leur texture, mais aussi une grande partie de leur saveur. C'est notamment le cas de tous les champignons, qu'ils soient de couche (ou « de Paris ») ou sauvages.

Conseil de pro : même avec une eau légèrement vinaigrée, il est toujours conseillé de laver ou de rincer vos légumes à la dernière minute, juste avant de les utiliser dans le cadre d'une préparation gourmande.

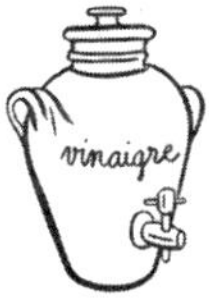

Lentilles (moelleuses)

vinaigre • 2 morceaux de sucre

Si vous appréciez les lentilles, la petite astuce suivante vous intéressera au plus haut point : lorsque vous les faites cuire, ajoutez un petit filet de vinaigre et deux morceaux de sucre à leur eau de cuisson. Elles seront ainsi beaucoup plus moelleuses et encore plus délicieuses.

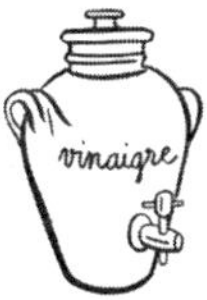

Odeur (de cuisson)

vinaigre • eau

Votre repas a bien entendu été délicieux, mais de fortes odeurs imprègnent maintenant votre cuisine. Pour les faire disparaître ou, à tout le moins, fortement les atténuer, faites bouillir un peu d'eau vinaigrée sur votre cuisinière.

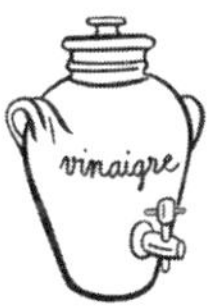

Œuf

vinaigre • eau

Un filet de vinaigre versé dans l'eau de cuisson des œufs (durs ou à la coque) empêchera les coquilles de se fendiller à la cuisson.

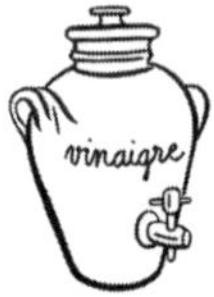

Œuf (blanc d’)

vinaigre

La neige obtenue avec des blancs d’œufs battus sera plus ferme si vous y ajoutez quelques gouttes de vinaigre.

Mes conseils en plus

Petite astuce gourmande : pour monter des blancs en neige, il est préférable de ne pas utiliser des œufs extrafrais. Au contraire, des œufs qui ont quelques jours conviennent beaucoup mieux car ils ont alors tendance à absorber plus d’air lorsque vous les fouettez. De ce fait, ils montent plus aisément. Si vous les montez au fouet, soulevez les blancs d’un mouvement circulaire et vertical, en évitant tout mouvement horizontal. Incorporez une petite pincée de sucre ou de sel (en fonction de la préparation finale), ce qui empêchera que les blancs se divisent en particules. Vous saurez que votre préparation est tout à fait réussie lorsque les blancs montés en neige restent parfaitement collés au récipient lorsque vous retournez celui-ci.

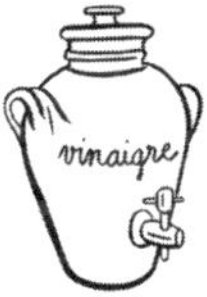

Œuf (poché)

1/2 verre de vinaigre

Pour réussir à coup sûr de magnifiques œufs pochés, il vous suffit d'ajouter environ un demi-verre de vinaigre à leur eau de cuisson. Réussite garantie, sans que les œufs soient imprégnés du goût ou de l'odeur du vinaigre.

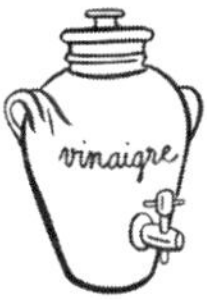

Pâte à tarte

5 ml de vinaigre

Si vous ajoutez 5 ml de vinaigre à votre pâte à tarte, celle-ci sera plus légère et un peu plus feuilletée.

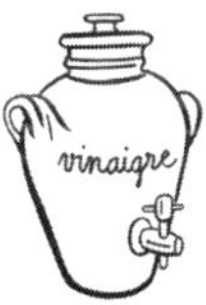

Pâtes

1 filet de vinaigre

Si vous voulez que vos pâtes italiennes ne collent pas, ajoutez tout simplement un petit filet de vinaigre (sans excès !) à leur eau de cuisson.

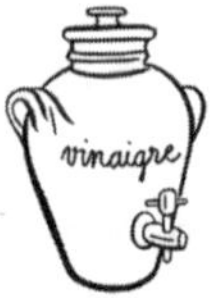

Planche à découper (nettoyer une)

vinaigre blanc

Pour nettoyer efficacement une planche à découper, frottez-la régulièrement à la brosse et au vinaigre blanc. Ensuite, n'utilisez pas la planche immédiatement, mais laissez le vinaigre poursuivre son action désinfectante et désodorisante à l'air libre.

Mes conseils en plus

Cette astuce est valable aussi bien pour les planches en bois que pour celles en plastique.

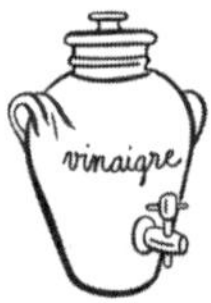

Poêle (rendre antiadhésive)

2 verres de vinaigre

Vous voulez que vos préparations ne collent pas dans votre poêle à frire. Mais vous refusez fort sainement d'utiliser les poêles réputées antiadhésives dont il est aujourd'hui scientifiquement prouvé que la matière qui les recouvre n'est pas faite pour résister aux hautes températures de cuisson et qu'elle devient alors dangereuse pour la santé humaine. L'alternative, aussi naturelle qu'efficace, existe ! Versez deux verres de vinaigre dans votre poêle et faites-le bouillir pendant une dizaine de minutes environ. De cette manière, votre nourriture n'adhérera plus à la poêle à frire qui sera antiadhésive pour plusieurs mois. Dès que les aliments commencent à nouveau à attacher, recommencez la même petite opération.

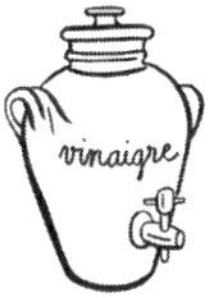

Poisson (écailler un)

vinaigre

Vous écaillerez plus facilement un poisson si, avant de débuter l'opération, vous le mouillez légèrement avec du vinaigre que vous laissez agir pendant quelques minutes.

Mes conseils en plus

Votre poisson n'aura ni le goût ni l'odeur du vinaigre.

Truc de pro : écailler un poisson n'est pas vraiment difficile. Disposez-le sur une planche, de manière à tenir la queue dans la main gauche (pour les droitiers. C'est l'inverse pour les gauchers) et à écailler de la main droite par un mouvement allant de gauche à droite, dans le sens queue vers tête. Détachez toutes les écailles, puis rincez le poisson afin d'éliminer les dernières d'entre elles.

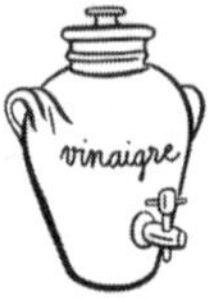

Poisson séché (dessaler)

vinaigre

Le meilleur moyen de dessaler un poisson séché est de le faire tremper dans une eau légèrement vinaigrée. De cette manière, il sera nettement moins salé, mais gagnera cependant en saveur.

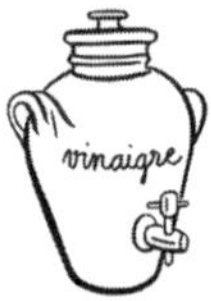

Pot à confiture (réutiliser un)

vinaigre blanc

Si vous voulez réutiliser des pots à confiture, lavez-les de la manière classique, puis rincez-les avec un peu de vinaigre blanc. Rincez une nouvelle fois à l'eau et séchez.

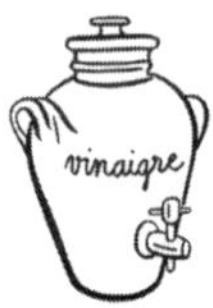

Riz

1 cuil. à café de vinaigre

Imparable ! Votre riz sera non seulement plus moelleux, mais aussi nettement plus léger si vous ajoutez une petite cuillerée à café de vinaigre à son eau de cuisson, et cela dès que l'eau commence à bouillir.

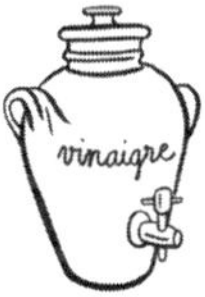

Soupe (trop salée)

1 cuil. à soupe de vinaigre • 1 cuil. à soupe de sucre en poudre

Vous venez de faire une délicieuse soupe « maison » et… catastrophe, elle est trop salée. Votre premier réflexe est peut-être de la jeter et de recommencer la préparation. Erreur ! Une fois de plus, faites confiance au vinaigre… Incorporez-y une cuillerée à soupe de vinaigre et la même quantité de sucre en poudre. Mélangez bien et goûtez la préparation. Elle devrait avoir retrouvé une bien agréable saveur.

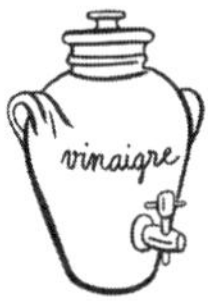

Wok (nettoyer un)

vinaigre

La méthode la plus efficace pour nettoyer et détacher votre wok est d'y verser environ 2 cm de vinaigre et de faire chauffer jusqu'à ébullition. Coupez le feu, éliminez le vinaigre et lavez le wok de la manière classique.

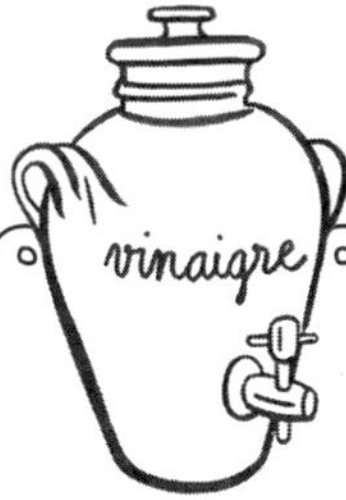

Divers

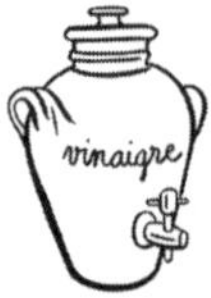

Antidérapant « maison »

vinaigre

Voilà une propriété du vinaigre qui est largement méconnue. Trop largement, même ! Pourtant, le vinaigre est un antidérapant très efficace. Il peut être appliqué sur toute surface caoutchoutée qui ne peut pas glisser : que ce soit le dessous d'une agrafeuse sur un bureau ou des semelles de bottes. Il paraît même qu'il est possible de passer du vinaigre sur les pneus d'un vélo avant de se lancer sur une route humide.

Mes conseils en plus

Attention : l'efficacité de cette astuce, si elle est réelle, est cependant limitée dans le temps, notamment en fonction de l'usage.

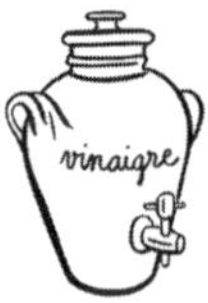

Antirouille « maison »

vinaigre

Autre propriété du vinaigre que l'on ignore très souvent : le vinaigre est aussi un efficace antirouille. Il rivalise même d'efficacité avec le pétrole et une certaine boisson gazeuse au cola qui reste toujours meilleure pour dérouiller de vieilles pièces métalliques que pour l'organisme humain… Il suffit de plonger la pièce à dérouiller dans du vinaigre pur et de l'y laisser tremper plus ou moins longtemps en fonction de l'importance de la rouille. Éventuellement, changez le « bain de vinaigre » en cours d'opération si la pièce à traiter est vraiment très rouillée.

Mes conseils en plus

Une précaution : si vous adoptez cette astuce naturelle, il est prudent de bien essuyer la pièce ensuite, puis de l'huiler légèrement. Cela évitera que la pièce grippe et que la rouille l'attaque à nouveau trop rapidement.

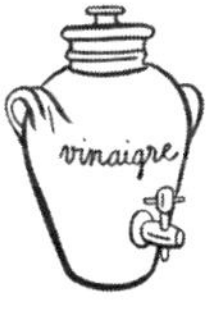

Bac à sable (éloigner les chats du)

vinaigre

Vous venez d'installer un beau bac à sable pour votre jeune enfant dans le jardin, mais les chats en profitent aussi. Pour les éloigner sans leur faire de mal, versez un peu de vinaigre tout autour du bac. Pour une meilleure efficacité, recommencez l'opération tous les huit ou dix jours.

Cage (nettoyer une)

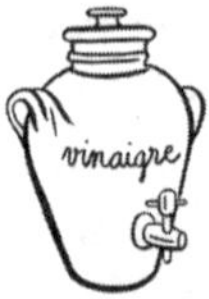

vinaigre

Pour nettoyer efficacement la cage d'un petit animal, mieux vaut éviter l'eau de Javel dont les émanations chlorées risquent d'attaquer les poumons des animaux. Sans oublier qu'elle risque aussi d'attaquer le fond de la cage qui est souvent en plastique. Mieux vaut utiliser le vinaigre, de la même manière que l'eau de Javel, mais sans les dangers de cette dernière.

Carrosserie (nettoyer une)

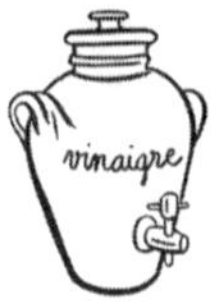

1/2 tasse de vinaigre d'alcool • 1/2 tasse de bicarbonate de soude • 5 ou 6 l d'eau

Vous voulez nettoyer la carrosserie de votre voiture avec un produit écologique et bon marché ? Confectionnez-le vous-même en diluant dans un seau d'eau de 5 litres une demi-tasse de vinaigre d'alcool et la même quantité de bicarbonate de soude. Mélangez et utilisez aussitôt.

Mes conseils en plus

Cette astuce est également valable pour les motos, vélomoteurs, vélos… Ce produit « maison » s'avère parfait pour éliminer la plupart des saletés, y compris les marques de graisse.

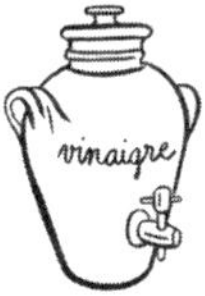

Essuie-glaces (nettoyer les)

vinaigre

Si les lames en caoutchouc de vos essuie-glaces sont sales et qu'elles ne nettoient plus convenablement votre pare-brise, la solution est simple : imbibez un chiffon de vinaigre et passez-le à deux ou trois reprises sur les lames.

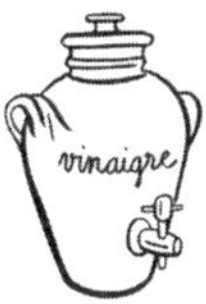

Fiente

2 cuil. à soupe de vinaigre blanc • 1/2 tasse d'eau

Pour éliminer une tache de fiente d'oiseau, le mieux est de la laisser sécher, puis de la gratter. Passez ensuite une éponge imbibée d'une solution vinaigrée (une demi-tasse d'eau additionnée de deux cuillerées à soupe de vinaigre blanc).

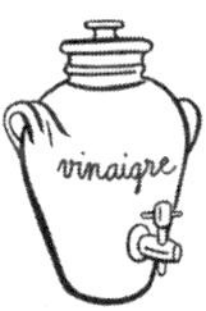

Litière

vinaigre blanc

Imprégnez de vinaigre un papier destiné au nettoyage quotidien du « bac à chat ».

Mes conseils en plus

N'abusez pas de cette astuce car le vinaigre peut agir comme un répulsif chez certains animaux.

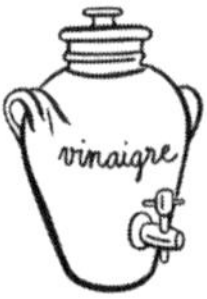

Mécanisme grippé

vinaigre

Si vous devez faire face à un quelconque mécanisme grippé, décoincez-le en le faisant tremper dans un bain de vinaigre pur. Ensuite, séchez convenablement.

Mes conseils en plus

Une précaution : après avoir décoincé le mécanisme au vinaigre, huilez-le légèrement.

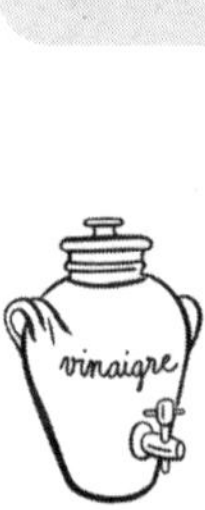

Pare-brise

vinaigre • eau

En plein hiver, devoir gratter son pare-brise pour en retirer toute la glace est vraiment une corvée. Pour l'éviter, lavez chaque soir votre pare-brise avec une solution vinaigrée, à raison d'un volume d'eau pour trois volumes de vinaigre.

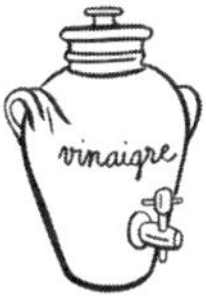

Plâtre

vinaigre

Vous devez préparer du plâtre pour effectuer une réparation ou un petit travail de rénovation ? Pour qu'il sèche nettement moins vite, incorporez un peu de vinaigre à l'eau, tout en le mélangeant.

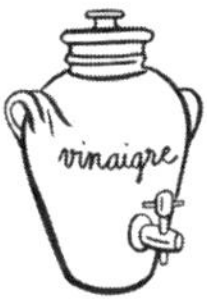

Puces (éliminer les)

vinaigre • eau

Pour éliminer les puces que votre chien a peut-être ramenées de sa dernière promenade, offrez-lui une friction à l'eau vinaigrée sans excès. En outre, cela donnera un beau brillant à ses poils.

Mes conseils en plus

L'odeur du vinaigre peut parfois être aussi désagréable pour vous que pour votre animal de compagnie. Voilà pourquoi il est possible d'utiliser d'autres vinaigres que le vinaigre blanc. Pour information, sachez que le vinaigre de citronnelle, agréablement parfumé, a la réputation d'être un antiparasite fort efficace.

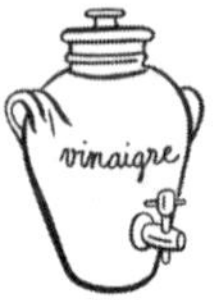

Rouille (éliminer la)

vinaigre • eau

Pour éliminer des traces de rouille (sur des outils, une clôture...), faites tremper la zone à traiter pendant au moins douze heures dans du vinaigre dilué à 50 % ou dans du vinaigre pur, en fonction des besoins. Ensuite, essuyez soigneusement et rincez à l'eau.

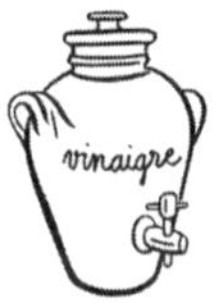

Sel de déneigement (tache de)

vinaigre • eau

On ne le sait pas toujours, mais le sel qui est utilisé pour, en principe, rendre les routes plus praticables en cas de chutes de neige ou de verglas, peut laisser de très vilaines taches. Vous pouvez les faire disparaître en les frottant avec un chiffon propre imbibé d'eau vinaigrée. Vous ne vous rendrez pas compte du résultat de l'opération immédiatement. Il faut, en effet, attendre un séchage complet avant de constater la disparition des taches... ou pas. Dans tous les cas, sachez que certaines marques ou traces sont susceptibles de réapparaître.

Mes conseils en plus

La plupart des sels de déneigement utilisés sur nos routes ont une teneur en chlorure de sodium (NaCl) oscillant entre 80 et 99 %. En principe, plus cette teneur est élevée et plus le sel devrait se montrer efficace. Ce type de sel n'est cependant pas sans danger pour les pneumatiques, les carrosseries, les vêtements, les animaux domestiques (irritation des pattes, voire intoxication), l'eau et l'ensemble des milieux aquatiques, les voiries (en 2009, la Ville de Sceaux a dépensé à elle seule plus de 100 000 euros pour réparer les dégâts aux voiries directement imputables à l'utilisation des sels de déneigement), ainsi que pour l'environnement naturel dans sa globalité. Il engendre notamment un sol très compact qui entrave fortement la bonne respiration des végétaux par les racines. En outre, les projections directes de ce sel sur les plantes peuvent provoquer la mort des pousses, des jeunes feuilles… ou des plantes elles-mêmes.

Bien qu'elles soient trop peu utilisées par des pouvoirs publics peu regardants en matière écologique, il existe cependant des alternatives à ces sels de déneigement industriels. Les déneigements mécaniques, mais aussi l'épandage de cendres ou de copeaux de bois sont des alternatives écologiques qui peuvent être applicables individuellement, par chaque citoyen « éco-responsable », mais qui pourraient aussi fort bien être utilisées à plus grande échelle, par les pouvoirs publics.

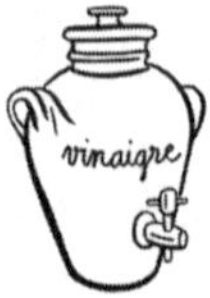

Sol (tester le)

1/2 verre de vinaigre

Vous avez envie de faire des plantations dans le respect de la nature et, pour cela, vous devez connaître la nature de votre sol : est-il acide ou alcalin ? Pour le savoir sans recourir aux gadgets vendus dans certaines jardineries et censés vous dévoiler le pH de votre terre, mettez simplement une petite poignée de terre dans un demi-verre de vinaigre. Si ce mélange commence à former des bulles, cela signifie à coup sûr que votre sol est alcalin.

Mes conseils en plus

Toutes les plantes ont besoin d'un sol approprié (neutre, alcalin ou acide) pour pousser de manière optimale et s'épanouir correctement. À défaut, elles risquent de dépérir. Il convient donc de choisir judicieusement vos plantes en fonction du type de sol de votre jardin d'agrément ou de votre potager (mais aussi en fonction de l'ensoleillement, de l'exposition…). Le bouleau, le cerisier, l'érable, le marronnier, le pommier, le buis, l'hibiscus, le lilas, la lavande, le laurier-sauce, la renouée, le rosier, la spirée, le sureau, le chrysanthème, le crocus, le glaïeul, le lis, l'œillet, le souci, la passiflore, la tulipe, le thym… font partie des plantes qui préfèrent un sol alcalin.

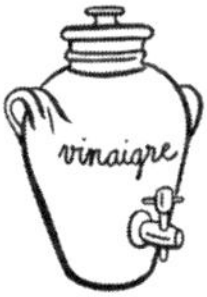

Tique

vinaigre

Quelques gouttes de vinaigre dans le bac d'eau fraîche de votre chien ou de votre chat l'aideront à se protéger naturellement contre les tiques et les puces.

Mes conseils en plus

Attention : n'abusez pas du vinaigre. Quelques petites gouttes suffisent pour un grand bol d'eau fraîche.

Les tiques vivent dans les forêts, dans les hautes herbes. Elles marquent une nette préférence pour les zones boisées et humides, bénéficiant de conditions tempérées, avec des températures comprises entre 7 et 25 °C. Au-delà de 25 °C, elles se cachent dans le sol et ne se déplacent pas ou fort peu. En dessous de 7 °C, elles se protègent du froid sous terre, dans les tas de feuillages, dans des troncs d'arbres morts… Ces périodes de repos et d'inactivité ne leur pèsent pas : elles peuvent rester de longs mois sans manger. Mais une fois qu'elles s'y mettent… Un cerf peut nourrir jusqu'à un million de tiques à la fois ! Sur les chiens et chats, les jeunes tiques (également appelées « nymphes ») sont très difficiles à détecter car elles ne sont pas plus grosses que des têtes d'épingles. Et leurs piqûres passent aussi souvent inaperçues. Les tiques adultes sont plus facilement détectables sur la peau (celle des animaux comme celle des humains) et peuvent être retirées rapidement et assez facilement. Les tiques sont notamment responsables de la maladie de Lyme qui fait notamment des ravages des deux côtés de l'Atlantique. Aux États-Unis, les autorités estiment que cette maladie est aussi préoccupante que le sida. Et en Europe, elle est en progression constante. À tel point que des zones forestières entières sont désormais interdites en Lettonie, envahies par ces détestables petites bestioles. La situation est également sérieuse en France où l'on estime que, chaque année, environ 30 000 personnes sont piquées par des tiques. Tous les départements ne sont pas égaux devant ce phénomène : le Limousin, de même que les régions de l'Est et du Nord-Est sont les plus sérieusement touchés. Si l'infection n'est pas détectée et soignée à temps, elle va se disséminer dans l'ensemble de l'organisme, affectant surtout les systèmes respiratoire, nerveux, musculaire et cardiaque, de même que le cerveau.

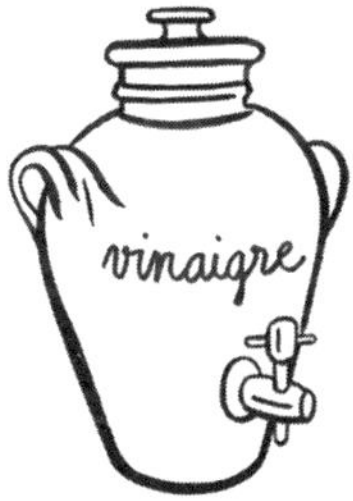

Index

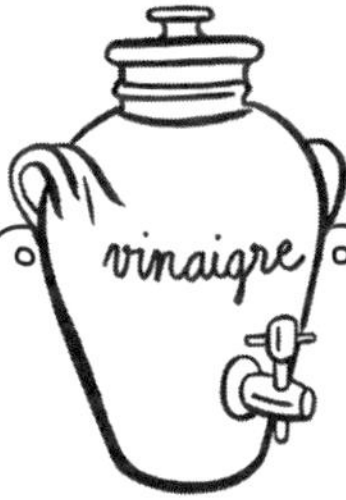

Index thématique des trucs, astuces et remèdes

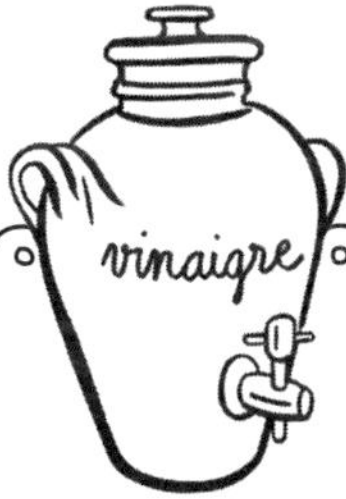

Index alphabétique des trucs, astuces et remèdes

Dans la même collection

- 5,95€
- 320 PAGES

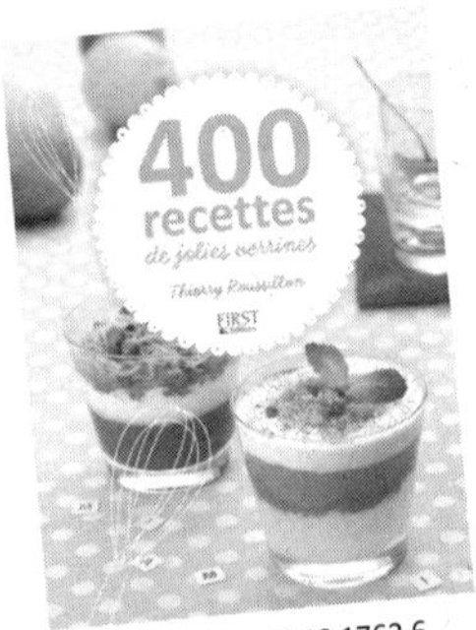

ISBN : 978 2 7540 1762 6

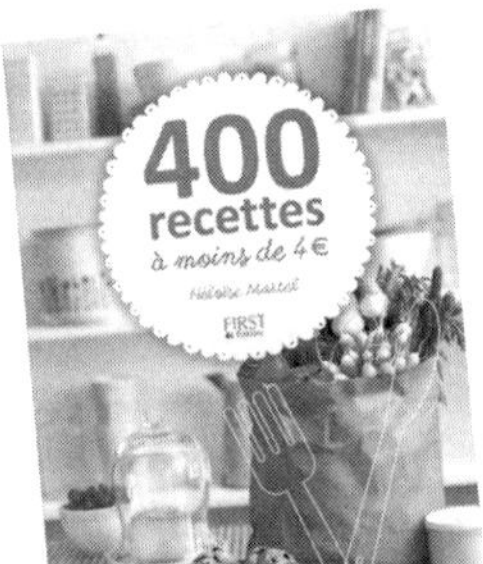

ISBN : 978 2 7540 1473 1

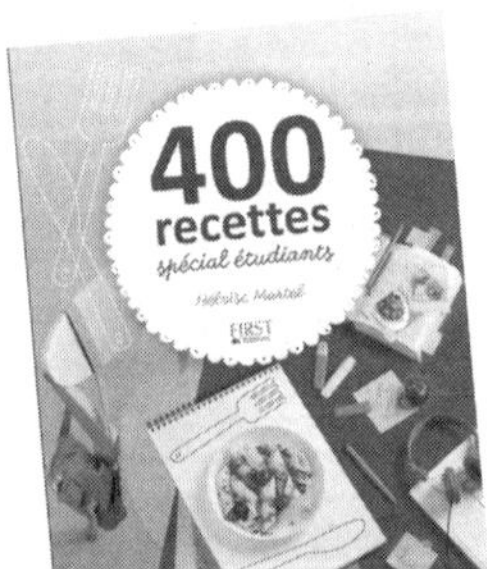

ISBN : 978 2 7540 1747 3

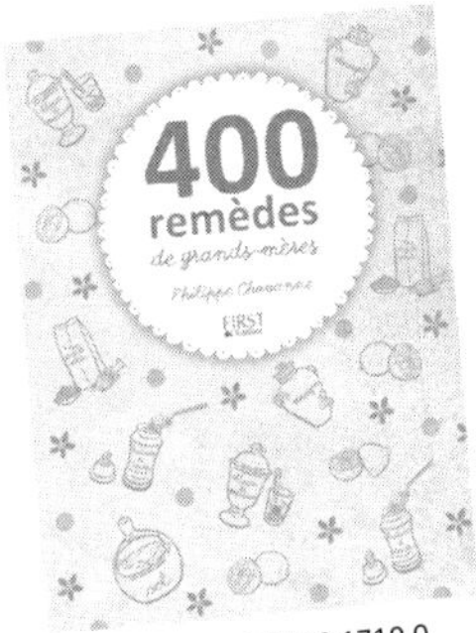

ISBN : 978 2 7540 1719 0

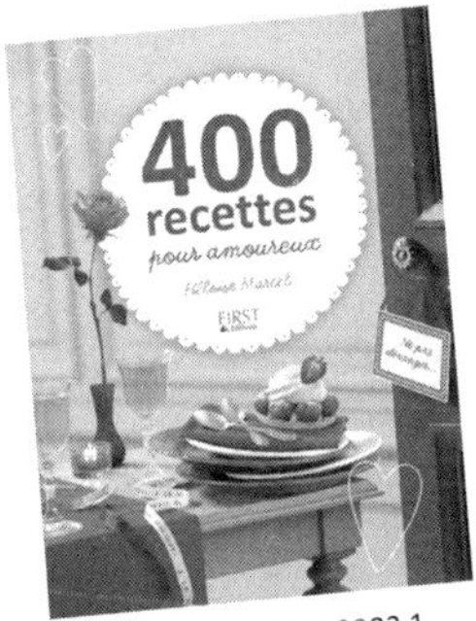

ISBN : 978 2 7540 2083 1

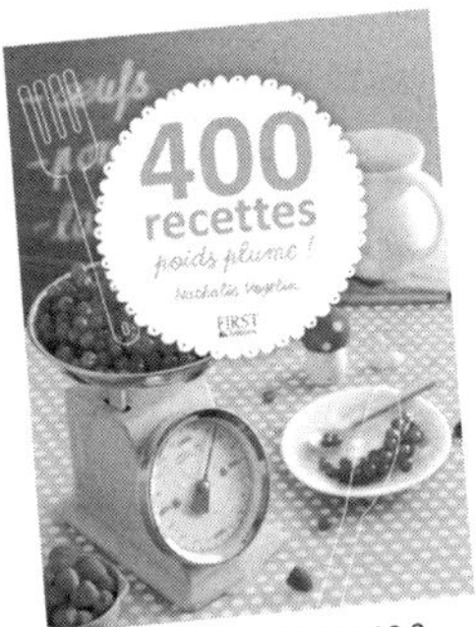

ISBN : 978 2 7540 1619 3

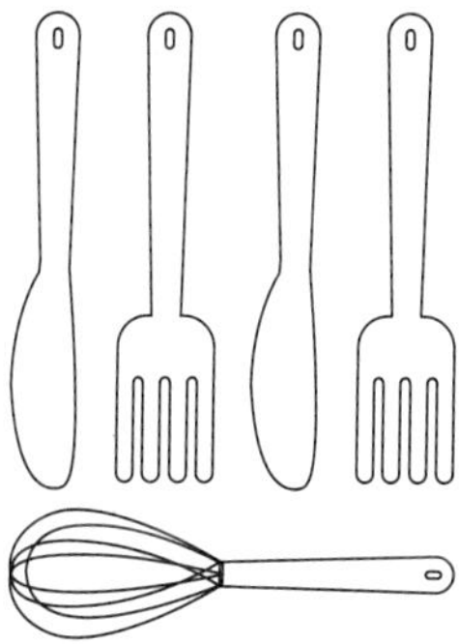

Découvrez aussi :

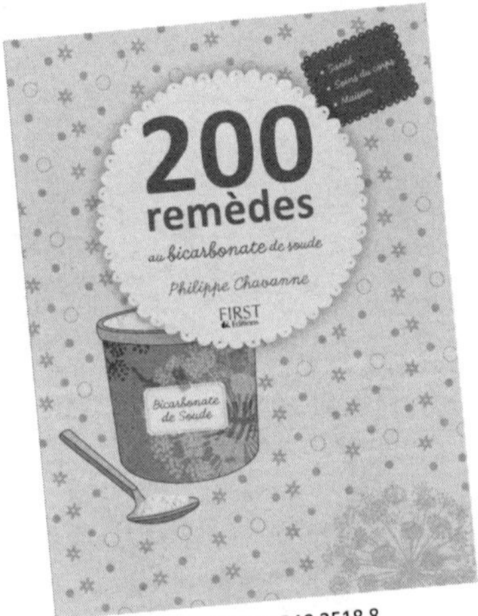

ISBN : 978 2 7540 2518 8

4,99 € • 256 PAGES